日本規格協会

IT化時代の臨床看護

看護思考プロセスナビゲーター

水流 聡子・渡邊 千登世 監修

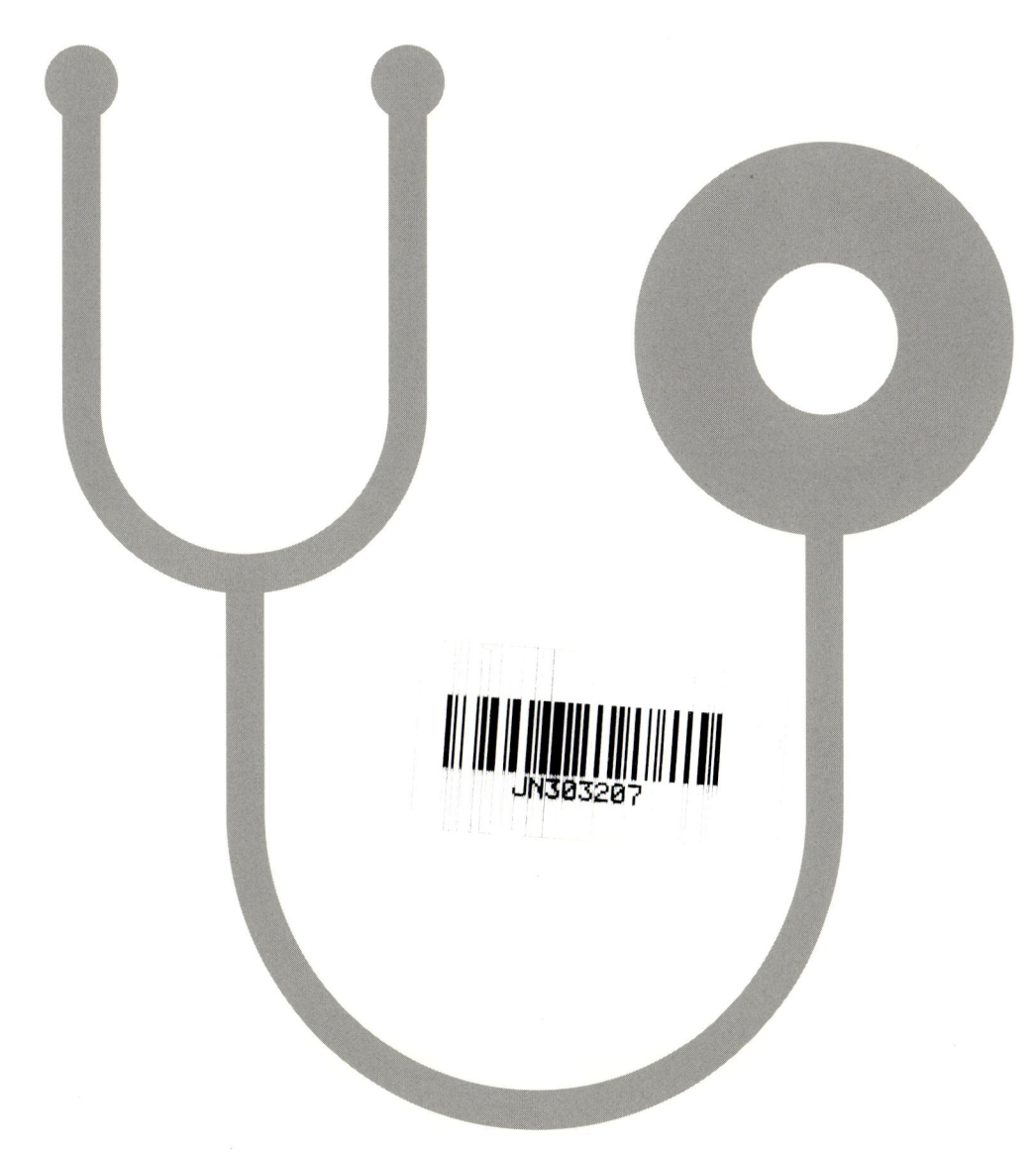

■監　修
　水流　聡子　東京大学大学院 工学系研究科 医療社会システム工学寄付講座 特任教授
　渡邊千登世　財団法人田附興風会 医学研究所 北野病院 看護部長

■執　筆
　水流　聡子　東京大学大学院 工学系研究科 医療社会システム工学寄付講座 特任教授
　渡邊千登世　財団法人田附興風会 医学研究所 北野病院 看護部長
　浅田　美和　聖路加国際病院 看護部 アシスタントナースマネジャー
　井上貴久美　聖路加国際病院 看護部 ナースマネジャー
　井上真奈美　山口県立大学 看護栄養学部 准教授
　岩尾侑充子　岩尾助産院 院長
　内山真木子　聖路加国際病院 看護管理室 ナースマネジャー
　神田亜貴子　財団法人田附興風会 医学研究所 北野病院 看護師
　佐野けさ美　元千葉県訪問看護ステーション連絡協議会 会長
　棚橋さつき　高崎健康福祉大学保健医療学部看護学科 准教授
　松木満里子　Accommo.Care Service 株式会社 代表取締役
　　　　　　　あこもけあ在宅支援センター 所長
　三原由記子　財団法人田附興風会 医学研究所 北野病院 看護師長
　村上　睦子　東京都助産師会館助産師学校 副校長
　山﨑　潤子　緑が丘訪問看護ステーション 所長
　山路　聡子　社団法人群馬県看護協会 訪問看護ステーション 管理者
　輪湖　史子　公益社団法人日本看護協会 国際部 部長

本書のコンテンツは，一般財団法人医療情報システム開発センター（MEDIS-DC）による標準マスターを利用して，筆者独自で開発したものであり，MEDIS-DC は，本書のコンテンツに関して一切関与しておりません．

まえがき

"看護思考プロセスナビゲーター"という聞き慣れない表現をあなたはどう感じたでしょうか．あなたが患者さんに看護を提供するときの場面を思い浮かべてください．

あなたはいつも，患者さんがどんな状態なのかを把握してから，予定していることを実施できるかどうかを考えていると思います．また，患者さんの状態が変わったら，それによって発生した看護ニーズを分析して，適切な看護を提供しているのではないでしょうか．看護を提供するときには，いくつかのケアを脈絡なくバラバラに提供してはいません．例えば，高齢患者さんの夕食の介助をした後で口腔内補整や歯磨き介助等へと展開していきます．これらのケア展開は，免疫力低下を防止するために栄養をしっかりとっていただき，その後口腔内の食物残渣の誤嚥によって発生する合併症である肺炎を未然防止するためのケアとして口腔内補整・歯磨き介助を実施するという一連の看護思考プロセスに基づき実施しているのではないでしょうか．

医療は患者状態に適応して提供されるサービスです．看護も同様に，患者状態に適応した観察と，ケア行為を提供しています．そこには，専門的な看護思考プロセスがあります．このような思考プロセスをナビゲートする"臨床看護の知識コンテンツ"が見える化（可視化）できていれば，類似の患者状態に対して，その知識を再利用することができます．本書では，臨床における看護の思考プロセスをナビゲートするための知識構造を特定し，その構造を使って知識コンテンツを構築して，皆で再利用しようとしている活動とその知識コンテンツを紹介します．

先輩たちはどうして患者さんの問題把握と看護提供が早いのか，不思議に思ったことはありませんか．先輩たちの頭の中をのぞいてみたいと考えたことはありませんか．それをそのままもらってきて使えば，新人でもよい看護を提供することができるのに……と考えませんでしたか．

そうなのです．本書の"臨床における看護の思考プロセスをナビゲートする知識コンテンツ"は，先輩たちの臨床看護知識が集約されているものだといえます．それらの知識を日常的に使えるように見える化（可視化）しておくことで，日常の看護をもっと良質なものにできるのです．

看護師による観察の意義

患者さんの何を観察するかは観察の目的が明らかになっていないと定まりません．看護にはたくさんの目的があり，一意には決められないといわれるかもしれません．でも昨今の入院日数短縮という現実の中で，何が看護に求められていて，重要なものは何なのかを明確にし，絞り込んで看護サービスを提供する工夫をしないと，大切なサービスが提供されずに終わってしまうかもしれません．重大な観察漏れが発生する危険性があるのです．

病院では，生体侵襲の高い医療介入をするために，外来ではなく入院という形態をとりますが，昨今の入院日数短縮の影響を受けて，病棟では重症患者さんの割合が増えています．加え

て高齢の患者さんが増えていることから，状態変化の可能性は入院期間を通して存在し，"患者状態監視機能"を強化する必要性がますます高まっているといえます．では，どのような患者状態を監視することが重要なのでしょうか．

手術・薬物療法は，治療方法の中でも中心となっているものです．これらは，なんらかの治療効果をねらえるので，強い生体侵襲があっても実施される医療介入といえます．負の側面である合併症や有害事象が発生しなければ，治療効果のみを享受できるといえます．可能な限り合併症や薬物による有害事象を発生させないで，予定どおりの期間で無事退院できることが，患者さんにとっても病院にとっても最も望ましいことといえます．

つまり，24時間病棟に配置されている看護の機能として，"患者状態の監視"は大変重要な機能といえるのです．合併症の発生や有害事象の発生および重症化を防ぐためには，まず精緻で持続的な状態監視によって，発生可能性を予告する患者状態の"シグナル"を検出します．次に，即時対応によって安定化させ，問題となる状況まで至らせないことが肝要です．24時間持続する看護観察は，このような状態監視機能を担っているといえます．

観察目的の絞り込み

そこで本書では，観察の目的を疾患・合併症・有害事象の発生（悪化）防止と絞り込み，状態監視する対象を，"疾患に起因する症状"，"手術および生体侵襲の強い検査・処置に起因する合併症"，"投与された薬剤による有害事象"と置きました．またケア行為の目的を，"医療介入によって発生するケアニーズを充足するためのケア"，"手術および生体侵襲の強い検査・処置に起因する「合併症」の発生防止のためのケア"，"投与された薬剤による「有害事象」の発生防止のためのケア"としました．

ここで，"症状別の患者状態"に対する看護実践セットは，観察目的が少し異なります．患者さんが訴える"症状"に着目する場合には，その原因を探っていくことが重要です．よって，観察の目的は，"注目症状"，"想定原因"，"連鎖症状"と置きました．また，看護ケア行為の目的は，"注目症状に対するケア"，"想定原因除去のためのケア"，"連鎖症状を未然防止するためのケア"としました．

在宅患者について，本書では"がん末期"という患者状態に対する看護実践を取りあげました．この場合，看護ケアの目的を，"在宅患者の尊厳を保持するためのケア行為"，"社会参加するためのケア行為"，"いずれ残される家族のための安寧のケア行為"と置き，分析・整理しました．

提供する観察やケアが，どの目的のために実施されているのかを分析し，整理した結果が，第3部以降に，"患者状態に適応した'知識コンテンツ'"として提示されています．ある観察は前述した三つすべてを目的としている場合もあり，一つあるいは二つの場合もあります．このような知識コンテンツは，行っている看護観察や看護ケアの意味を深く考えることを助けます．ある患者さんの担当看護師にとって，この知識コンテンツは担当患者さんの患者状態を考えたときに優先して行うべきことが何であるかのヒントを得るでしょう．また，この知識コンテンツ内の観察やケアを看護計画に盛り込む候補としたくなるでしょう．つまり，これらの知識コンテンツは，臨床看護の思考プロセスをナビゲートする可能性をもっているのです．

これらは，"構造化された臨床看護知識"といえます．構造化されたものの再利用性は高まります．文章よりも表構造をもつ素材のほうが，再利用しやすいことを我々はなんとなく理解していて，例えば仕事では，表構造をもつマイクロソフトのエクセルをよく使います．読者の

皆さんも，他の人あるいは自分が作成したエクセル表の中身を，コピー・編集して使ったことがあるのではないでしょうか．構造化された臨床看護知識である本書のコンテンツは，看護計画立案の際に再利用できます．毎日の看護を実施している中で観察結果を解釈する場合にも再利用できます．実施記録から何を目的にこの観察をして観察結果をどう解釈していったのか，看護記録から解釈される看護のシナリオを検討するときにも再利用できます．学生や新人看護師にとっては，学習という形で再利用が可能です．

構造化された臨床看護知識の抽出と活用の仕組み

構造化された臨床看護知識を抽出し，レビューし，使いやすい形にする作業には大変な労力が必要です．知識の抽出作業と加工を，どこか一箇所で行い，標準の臨床看護知識コンテンツとして登録します．登録された臨床看護知識に，多数の人がアクセスできる状況をつくり，使った結果を集約できるようにします．これによって，既存知識の不具合を修正したり，新たな知識を生み出したりするSDCAサイクル（standard-do-check-act, 標準の改善サイクル）の仕組みができるのです．

このような臨床看護知識の持続的改善・新規抽出サイクルシステムを構築することが大切だと考えています．良質・高品質の臨床看護知識のデータベースを構築し，皆がアクセスし活用することで，日本の看護の質が向上していく世界を目指したいものです．

看護思考プロセスナビゲーターにおける患者状態に適応した"知識コンテンツ"の事例

第3部に提示されている"患者状態に適応した'知識コンテンツ'"には，群を設定しました．ある特徴をもつ群をリストアップし，群ごとに代表するわかりやすい事例を本書に掲載することにしました．以下のような7群の臨床において，看護思考プロセスをナビゲートする知識コンテンツを提示しています．本書に掲載できる知識コンテンツには限界がありますので，再利用頻度の高いものを選択して，掲載しています．

1. がんの手術を受ける患者状態
2. がん以外の手術を受ける患者状態
3. 疾患別の患者状態
4. 症状別の患者状態
5. 侵襲の高い検査・処置別の患者状態
6. 周産期
7. 在宅ケア

電子コンテンツの意義

知識コンテンツ内にある観察項目名称や，ケア項目名称の横には，英数字が並んでいます．これはコンピュータ上で取り扱うために準備されたコードです．多量の知識を構造化・電子化することで，人間の能力では困難な検索や，加工処理と速度向上のメリットをもたらしてくれます．この知識コンテンツ内の項目名称とコードは，MEDIS看護実践用語標準マスター*（http://www.medis.or.jp/）として，無償で提供されているものです．一般財団法人医療情報システム開発センター（MEDIS-DC）には，看護用語の標準化検討分科会が設置され，その

---

* 本書内に記述の"看護実践用語標準マスター"は，一般財団法人医療情報システム開発センター（MEDIS-DC）の登録商標です．

下部組織である看護実践用語標準マスター作業班（http://www2.medis.or.jp/master/kango/kangowg/index.html）によってマスターの改善作業が実施されています．第1段階の看護実践知識である"MEDIS看護実践用語標準マスター内の用語"を，患者状態を定義して，目的との関連で構造化することで，第2段階の看護実践知識である"患者状態ごとの知識コンテンツ"ができあがります．第1段階のマスターの形態で提供されるよりも，毎日の臨床で必要とする思考プロセスをナビゲートしてくれるように設計されているため，再利用したくなる知識となっていることにお気づきでしょうか．

　本書の使い方はあなた次第でいかようにも使えます．これら看護の思考プロセスをナビゲートする知識コンテンツを開発したグループの看護の質向上にかけた思いを理解していただき，どんどん使っていただければと願っています．

2011年7月18日

東京大学大学院工学系研究科
（MEDIS-DC 看護用語の標準化検討分科会委員長）

水流　聡子

＜参考情報＞

　この本の購入者特典として，本書の第3部で紹介・掲載されている構造化臨床看護知識コンテンツを無料でダウンロード（Excel形式）してご利用いただくことができます．

　ご利用には，所定の方法によるお申し込みが必要です．詳細は，当会WebStoreサイト内に掲載する本件の案内ページ（下記URL）をご確認ください．

　　http://www.webstore.jsa.or.jp/booksupport/nursingnavi/

　なお，申し込み時に必要となる当該書籍専用申込みワードは，"b_nurnavi"です．

補　足
・上記URLは，JSAホームページ（http://www.jsa.or.jp/）内へアクセスするものです．
・上記URLで開けない場合は，次の方法でも案内ページへのアクセスが可能です．
　JSAホームページ　トップページ → サイト名の下段にある青いバーから"JSA Web Store"サイトに入る → 中央やや下にある検索欄から"図書検索"を選択し本書を検索する → 本書の詳細画面に案内ページへのボタンがあります．
・ダウンロードサービスおよび"構造化臨床看護知識コンテンツ"の内容は，原則として，本書が絶版になるまでを有効期間としますが，当会は，必要に応じて，利用者に予告なく"構造化臨床看護知識コンテンツ"の改訂を行うことがあります．また，必要に応じて，利用者に予告なくダウンロードの中断・中止を行うことがあります（本件利用規約より）．

目　　次

まえがき ……………………………………………………………………（水流）……… 3

第1部　看護実践を表現するための要素と用語

1. 看護実践の要素とその表現 ……………………………………………（水流）……… 11
2. 看護行為用語・看護観察用語 ……………………［水流・井上(真)・渡邊・内山］……… 11
3. 医療の質改善のための臨床看護知識の構造化 ………………………（水流・渡邊）……… 14

第2部　用語の標準化によって実現できること

1. 計画／実施／記録 ………………………………………………（水流・渡邊）……… 19
2. 患者状態適応型パス ……………………………………………（浅田・水流）……… 19
3. 部位を表現する用語 ……………………………………（水流・渡邊・内山）……… 21
4. 有害事象 …………………………………………………………（渡邊・水流）……… 22
5. 看護必要度 ………………………………………………………（渡邊・水流）……… 23

第3部　看護思考プロセスナビゲーターにおける患者状態に適応した"知識コンテンツ"

第3部の利用にあたって ……………………………………………（水流・渡邊）……… 26
1. がんの手術を受ける患者状態 …………………………………………………… 27
　　1.1　乳がん（乳房切除術） ……………………………［井上(貴)・渡邊・内山］……… 27
　　　　1.1.1　術　前 …………………………………………………………………… 27
　　　　1.1.2　急性期 …………………………………………………………………… 30
　　　　1.1.3　回復期 …………………………………………………………………… 34
　　1.2　胃がん（胃切除術） ……………………………………（浅田・渡邊・内山）……… 37
　　　　1.2.1　術　前 …………………………………………………………………… 37
　　　　1.2.2　急性期 …………………………………………………………………… 39
　　　　1.2.3　回復期 …………………………………………………………………… 45
2. がん以外の手術を受ける患者状態 ……………………………………………… 49
　　2.1　虫垂炎切除術 ……………………………………………………（渡邊）……… 49
　　　　2.1.1　術　前 …………………………………………………………………… 49
　　　　2.1.2　急性期 …………………………………………………………………… 54
　　　　2.1.3　回復期 …………………………………………………………………… 60
3. 疾患別の患者状態 ……………………………………………………………… 65
　　3.1　市中肺炎 ………………………………………………………（内山・輪湖）……… 65
　　　　3.1.1　中軽症（抗生剤治療で改善） …………………………………………… 65

3.1.2　重症（呼吸不全を合併） ………………………………………………… 70
4. 症状別の患者状態 …………………………………………………………………… 76
　4.1　ADL低下／長期臥床 ………………………………………（渡邊）……… 76
　4.2　悪心・嘔吐 ……………………………………………………（渡邊）……… 83
　4.3　下　痢 …………………………………………………………（渡邊）……… 87
5. 侵襲の高い検査・処置別の患者状態 ……………………………………………… 90
　5.1　心カテ・PTCA（虚血性心疾患） ……………（浅田・渡邊・内山）……… 90
　　　5.1.1　検査・治療前 ……………………………………………………………… 90
　　　5.1.2　急性期 ……………………………………………………………………… 93
　　　5.1.3　回復期 ……………………………………………………………………… 98
6. 周産期 ………………………………………………………………………………… 102
　6.1　経腟分娩（正常・吸引・鉗子） ……………………（岩尾・村上）……… 102
　　　6.1.1　分娩第1期 ………………………………………………………………… 102
　　　6.1.2　分娩第2期 ………………………………………………………………… 107
　　　6.1.3　分娩第3期 ………………………………………………………………… 111
　　　6.1.4　分娩第4期 ………………………………………………………………… 114
7. 在宅ケア ……………………………………………………………………………… 116
　7.1　がん末期（退院直後から） ……………（佐野・松木・山﨑・山路・棚橋）…… 116

第1部

看護実践を表現するための要素と用語

1. 看護実践の要素とその表現

看護実践は，患者状態を認識して，必要とするケアを選択し，その患者さんに適切なやり方を考慮して，ケア提供を行います．ケア提供後に再度患者状態を認識して，提供したケアの効果を判断して，さらに必要とするケアが選択されます．医療記録ではSOAP（S：主観的情報，O：客観的情報，A：判断，P：計画）で記録することが推奨されているように，医療は，患者状態の認識と，当該状態に適用する医療介入が選択・実施されるという構造となっています．つまり，看護実践を表現する場合，"患者状態" という要素と，"状態適応型医療介入" という二つの要素が必要だと理解できます．

同様に看護を表現する場合には，"患者状態を示す観察用語群" と "状態適用型の看護ケア行為用語群" の大きく二つの種類の表現（用語）が必要となります．

看護は無形なので，表現しなければ，あるいは記述しなければ，その有り様を他者と共有することは困難だといえます．共有する相手は，患者さんであり，医師であり，同僚の看護師であり，医療チームメンバーが考えられるでしょう．提供した看護の妥当性を示すためには，何の目的で，どのような看護を提供したかを明確に表現する必要があります．

目標とする患者状態は看護の目的を示します．また提供した看護は，その患者状態に導くことができる効果をもつケア行為でなくてはなりません．

患者状態を示す用語とは何でしょうか．それは観察項目名称と観察結果です．提供した看護ケアとは，実施した看護ケア名称です．つまり，以下のようになります．

① 患者状態を表現する用語：観察項目名称と結果表記のセット化されたもの
② 看護介入：看護行為名称

①を看護観察マスターとして整備し，②を看護行為マスターとして整備しました．本書では，この2種類の用語マスターの開発過程を，文部科研厚生労働科研という開発研究を通して紹介します．また，これらの用語を使って，ある患者状態の看護サービスを表現することができる看護実践用語セットを紹介します．

以降を読んだ読者は，臨床に必要とする看護実践用語を整備し，標準化し，管理し続けていく作業を，各病院で行うことは，困難であることが理解できるでしょう．そして，こういう作業はどこか一箇所で質の高い作業をしてもらい，その恩恵を受けたほうが賢いと判断するでしょう．さらに，使用した際に発生した不具合を報告することで，あなた自身がそれら標準の改善に貢献できるのだと理解できるでしょう．標準の看護用語を整備して，それらを毎日の臨床で使うことが，医療の質保証・質改善を推進することにつながります．

2. 看護行為用語・看護観察用語

1999（平成11）年の看護研究 ［1998–1999 文部科学省科学研究費補助金基盤研究(B)(2) 課題番号10470525, 研究代表者：中西睦子］によって，看護行為の表現と行為内容の一致状況のばらつきが明らかとなりました．臨床実践現場から収集された看護行為の表現（表現用語）と行為内容（内容説明）の関係を，一致・過小・過大・一部一致・不一致に類型化分析した結果，成人領域の一致率が最も高く86.7%，小児看護と母性看護では過小表現が，精神看護では過小表現が，在宅看護では過大と不一致が目立つ傾向として示されました．また，"悪露交換" という用語では，"悪露" は交換できず，交換できるのはパットであることや，そも

そも悪露交換の意味は悪露の観察であること，加えておめでたい出産時に"悪露"という表現を用いることなど，公的文書となる患者さんの診療記録としての文書内で用いられる看護の記録用語の，表現上の問題・課題が多量抽出されました．看護実践で用いる用語を洗練された用語に標準化する必要性と，そもそも看護実践における"ある固まり"が特定されていなかったり，看護実践に名前がつけられていなかったりする状況であることが明らかとなったのです．長期にわたる研究を覚悟しないと，看護実践用語の標準化（よりよいものに統一すること，よいタイプ分けを準備することを含める．）は困難と判断しました．そのときは想定されるはるかな道のりに気が遠くなる思いがしました．

　2001年医療のグランドデザインに基づく医療情報の標準化事業が始まり，第2フェーズで看護用語の標準化があげられました．日本医療情報学会看護分科会幹事が招集され，（故）東京大学開原教授による意見交換会議が開催されました．その後，当該分科会幹事の努力で，10病院の病院情報システムで用いられている看護行為用語（マスター，セットなど多様な呼び名があった．）が収集されました．1年目はこれらの用語を整理，分類し，"看護行為用語グループとグループ内の用語リスト"と"多様な修飾語"として分析，整理しました．これをデータとして，2年目は，看護領域ごとの研究者からなる分析チームを組織化し，看護実践を表現するフレームの設計と各フレーム内に落とし込む用語一覧を，演繹・帰納の議論を繰り返しながら，開発していきました．この研究では在宅看護実践に必要とする用語も収集，整理されました．その結果，看護行為を表現する，4階層の構造フレームが確定されました．展開系の1/2/3階層と，3階層目の用語に対して，患者の個別性・状態多様性などを示す修飾語から構成される4階層の用語を加えることで，看護行為を表現することが提案されました．現在の看護実践用語標準マスターの基本構造がこの研究［2001–2002文部科学省研究助成基盤研究(C)"患者との情報共有を支援する電子看護記録システムの開発研究"代表：水流聡子，2002–2003文部科学省研究助成基盤研究(B)"電子カルテ間のデータ交換を実現する看護実践分類および用語のモデル開発"代表：水流聡子］によって特定されました．

　この構造と用語群を基礎データとして，看護実践用語標準マスター（看護行為編）を開発する開発研究が，厚生労働科研（2003–2004"保健・医療・福祉領域の電子カルテに必要な看護用語の標準化と事例整備に関する研究"代表：水流聡子，2005–2007"保健・医療・福祉領域の安全質保証に貢献する看護マスターの統合質管理システムと高度専門看護実践を支援するシステム開発研究"代表：水流聡子）によって実施されました．本研究では看護行為に加え，看護観察マスターの開発も研究課題となっており，電子カルテ開発を試みているH大学病院とS国際病院で独自に整備してきた各病院の看護観察マスターを合体させ，洗練していく研究作業が進められました．いくつかの設計工程を経て合体させた，高度大規模病院の臨床でも十分に使える看護観察マスターが構築されました．その後，この看護観察マスター内の用語と，医師の症状所見マスター（プライマリー医療）内の用語とを比較マッチングさせて，プライマリー医療における症状所見の対象となっている観察項目を網羅していることが検証されました．この助成研究を通して，看護実践用語標準マスター（看護行為編・看護観察編）のマスター構造および初期コンテンツが整備・確定されました．また，PDCA（Plan-Do-Check-Act）サイクルのモデルを用いたマスター管理・改善の仕組みも設計・実装されました．

　本研究を通して，2005年に看護行為編が，また2006年には看護観察編が，MEDIS-DCのウェブサイトから無償提供されることになりました．

　活用したユーザからの不具合報告によって，両マスターは改善サイクルを回してきました

が，もう少し積極的・戦略的な用語整備を行うために，パス設計時にこれら看護用語を活用することにしました．これによって，重要な不足用語を検出する作業が効率的・効果的に実施できることがわかりました．表形式のパスよりも，状態適応型介入モデルによって開発された患者状態適応型パス（PCAPS）のほうが，必要とする患者状態（看護観察）と状態適応型介入（看護行為）を特定しやすいため，そのコンテンツ開発時に得られる用語不足情報を収集しました．その結果，診療業務に必要とする看護行為・看護観察の用語が潤沢に整備されることとなりました．この情報収集・分析作業は，厚生労働科研（第3次対がん戦略研究事業 2007–2009 代表：若尾文彦 "患者・家族・国民に役立つ情報提供のためのがん情報データベースや医療機関データベースの構築に関する研究" 分担：水流聡子 "患者状態適応型パス標準がんコンテンツの開発に関する研究"）の中の一部の作業として実施されました．

MEDIS-DC のウェブサイトから無償提供（ダウンロード）されている看護実践用語標準マ

図表 1.1　基本看護実践標準用語（スタンダードケア）

管理番号	第1階層識別番号	第1階層グループ名称	第1階層の定義	第2階層識別番号	第2階層グループ名称	第2階層の定義	第3階層識別番号	第3階層(記載例)行為名称	第3階層の定義	第4階層識別番号	第4階層(記載例)修飾語	第4階層の定義・説明・解説
12000635	A001	日常生活ケア	患者の人間としての基本的ニーズを満たし，生命・生活・尊厳を維持するためのケア	B001	清潔ケア	洗浄等の物理的・化学的手法を用いて，皮膚および粘膜の清潔を保ち，血行促進・保温を目的とするケア	C001	入浴	患者の状態に合わせて，頭や身体を洗い，さらに身体の清潔を保ち血行促進するために，湯船につかることを介助するケア	D000		
12000001	A001			B001			C001			D001	全介助	
12000002	A001			B001			C001			D002	部分介助	
12000003	A001			B001			C001			D003	継続的観察	
12000004	A001			B001			C001			D004	断続的観察	
12001131	A001			B001			C001			D384	全介助（臥浴機器）	
12001132	A001			B001			C001			D385	全介助（坐浴機器）	
12001133	A001			B001			C001			D386	全介助（リフト）	
12001134	A001			B001			C001			D387	全介助（訪問入浴）	
12001135	A001			B001			C001			D388	全介助（簡易浴槽）	

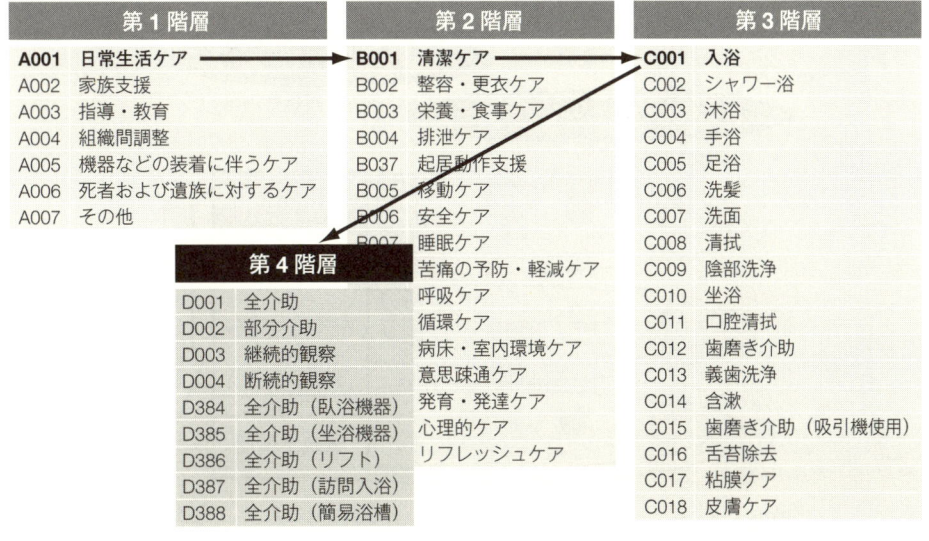

図表 1.2　看護行為編の階層構造

スターは，このような経過を経て開発され，2011年現在，臨床で問題なく使える用語がそろっています．本書籍の各筆者はこれら助成研究の研究メンバーの一人です．また，このマスター開発・管理にはたくさんの方々が貢献してくださいました．紙面を借りて深く感謝申しあげます．

以上の経緯を経て，"臨床で必要とする看護用語データベース（看護行為・看護観察）"の構造とコンテンツ（本書では看護用語）が，学会の協力と公的財源である研究助成金（文部科研・厚生労働科研）を受けて，多数のボランタリーな看護の専門職・研究者・組織によって，構築されました．オーダリングシステム・電子カルテシステム導入といった医療のIT化に向けて，これらの構造をもつ看護実践用語群をより効率的かつ有効に活用できるように，用語それぞれにコードを付し，配信・変更管理をする組織が必要です．開発直後から現在に至るまで，MEDIS-DC看護用語の標準化検討分科会と作業班が，その役割を担っています．

3. 医療の質改善のための臨床看護知識の構造化

以上で整備された看護実践用語は第一の臨床看護知識といえます．これらを用いて，ある患者状態のフェーズにおいて，ある目的で患者状態を監視する看護観察用語群と，ある目的をもって行う看護行為用語群を，そのフェーズにおける看護の戦略的シナリオを提示する機能をもつような構造を有する知識コンテンツとして作成することができます．多様な患者状態のフェーズに適応させて，これら知識コンテンツを設計しておくことができれば，臨床・教育，研究においても，使えるでしょう．筆者はこれを，二つのトッピングプレートからトッピングをとってきて，ピッツァ台の上に置く"ピッツァモデル"として提示してみました（図表1.3）．こうやって，看護師さんたちに説明すると，よく理解してくれます．本書で提示する知識コンテンツは，あるトッピングをプレートから選択して，ある患者状態フェーズのピッツァ台の上に置いたのか，明確な理由付け（論理性）をしようと試みています．

これは，臨床看護実践の知識コンテンツなのです．このコンテンツを設計していくことは，看護の思考プロセスを可視化していく作業につながることにお気づきでしょうか．例えばある消化器疾患の手術直後の患者状態では，一つの観察項目が，疾患そのものの症状監視，手術と

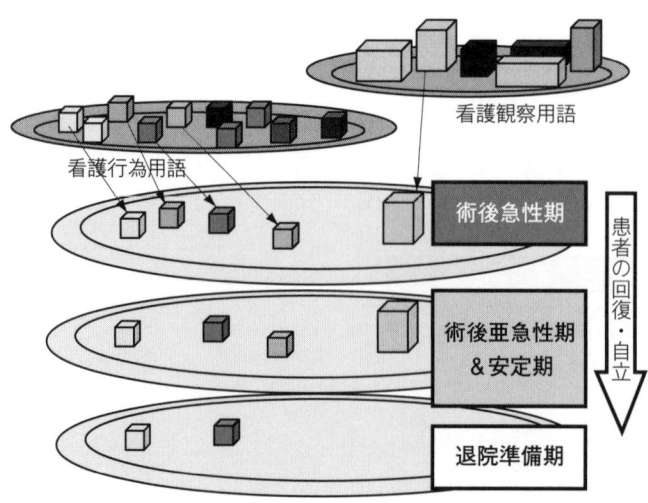

図表1.3 ケースごとの看護の設計図（看護計画）ピッツァモデル

いう生体侵襲による合併症の出現状態の監視，強い薬剤投与による有害事象出現状態の監視のいずれもの判断に使えるかもしれません．その観察結果から看護師はどのようにして患者状態をアセスメントするのでしょうか．第3部のそれぞれのコンテンツを見ていただければ，それらがよい思考誘導をしてくれる知識となっていることに気づくでしょう．

　この知識コンテンツの構造を特定し，その構造の中に要素を入れ込んで知識コンテンツを設計していく研究［2009–2011 文部科学研究費補助金基盤研究（B）"臨床看護知識の構造化" 代表：水流聡子］では，臨床における多様な患者状態をタイプ分けし，患者状態ごとに適応した臨床看護知識コンテンツとして設計し，よりよい看護の思考プロセスをナビゲートしようとしています．そのためには，臨床で用いる看護用語の標準化，そして設計される臨床看護知識コンテンツにおいてもよりよい標準を構築することが必要となります．

　これらの臨床看護知識を構築するための研究会を準備中です．また，この研究会のウェブサイトから，便利な価値ある多様な臨床看護の知識コンテンツを，国内・海外へ向けて提供する予定です．

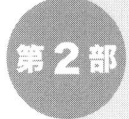

用語の標準化によって実現できること

ここでは，臨床において用いられる看護用語が標準化され，IT化されるとどのようなことが実現できるのかを，これまでに行ってきた開発研究の事例を用いて解説します．既に院内で活用されているものから，もう少し作り込んだり，あるいはシステムアプリケーションに組み込んだりすることで，実際の現場で活用できそうなものまであります．仕事が効率的になる，安全が増す，良質になる，そのための"標準"を構築・維持管理し，標準の恩恵を享受できる世界を準備していきたいと考えています．

1．計画／実施／記録

看護の計画／実施／記録には，同じ用語を使います．ある程度の分岐も含むパターンを埋め込んだ，緻密に計画された看護計画ができていれば，その計画に基づいて今日の患者状態を判断しながら次々と実施していくことになります．実施した看護は記録されます．つまり，計画された用語が記録となっていくわけです．きちんと計画が立てられていてすべてのケアが実施された場合，電子システムとなっていれば，看護ケアの場合は，一括実施ボタンを1回押すだけで，すべての記録が終了することになります．しかし，看護観察の場合には，それぞれの観察結果を入力することが実施記録となります．看護実践標準用語マスター（看護観察編）では，観察項目と結果表記がペアで収録されていますから，ある観察項目の結果を入力しようとするとき，結果表記の候補としてマスター内容を提示することができます．結果が列挙型の場合には，看護師は，そのリストからあるものを選択すれば記録ができあがります．

看護ケアにおいては，計画内のものを実施するだけであれば，実施ボタンを押すだけで記録は完了します．他方，観察の場合は，結果を選択する，あるいは結果が連続量であれば当該値を入力することになりますが，観察項目は既に計画で入力されていますので，観察項目名称の新たな入力は不要となります．以上の点から，看護行為マスター・看護観察マスターは，緻密な計画立案を支援し，実施時には緻密なワークシートを作成することを支援し，記録時には効率的な記録方式を支援することになります．

交代制で看護は実施されます．看護師が異なっても，標準の看護行為マスター・看護観察マスターを採用していれば，記録の質を保証することができます．

このようなマスターはメンテナンスが必要です．それぞれの病院がマスターを作成するのではなく，全国標準のマスターを一箇所で作成・メンテナンスして，それを全国の病院が活用するというやり方が最も効果的・効率的なやり方だと思われます．活用している利用者が不具合報告をすれば，中央でそれらを一括分析して，マスター改善に役立て，毎年のバージョンアップに貢献することになります．

2．患者状態適応型パス

患者状態適応型パス［PCAPS（ピーキャップス）：Patient Condition Adaptive Path System，既出版書籍あり*］は患者状態を基軸とし，複数の"目標状態"がリンクされ分岐・結合を形成しながら最終目標状態に至る臨床経路を示す俯瞰的モデルで示されます．つまり，患者状態の様相がどのように変化していくのかを可視化したものといえます．

例えば，PCAPS結腸がんコンテンツは，結腸切除術を受ける患者さんの標準診療計画であり，入院から周術期を経て，退院までの七つのユニットと，予測されるいくつかの合併症のユ

ニットで構成されています（図表 2.1）．各ユニットでは，手術という生体侵襲の前後で変化する患者状態に適応した医療行為と，それに伴う観察・ケアなどが系統的に示されています．PCAPS 結腸がんコンテンツにおける生体侵襲は，"全身麻酔"，"開腹術" によるものと，"結腸切除" によるものに大きく分けられます．ここで必要となる看護実践は，生体侵襲によって生じた患者状態に対する観察・ケアと，起こり得る合併症の早期発見・予防ケアということになります．ユニットは変化する患者状態によって分けられており，ユニットごとに必要な観察・ケア項目は変化し，またその重要度や頻度も異なります．これは患者さんの重症度を表す視点になるとも考えられ，これらを分析することで適切な看護師の人員配置や，患者さんの療

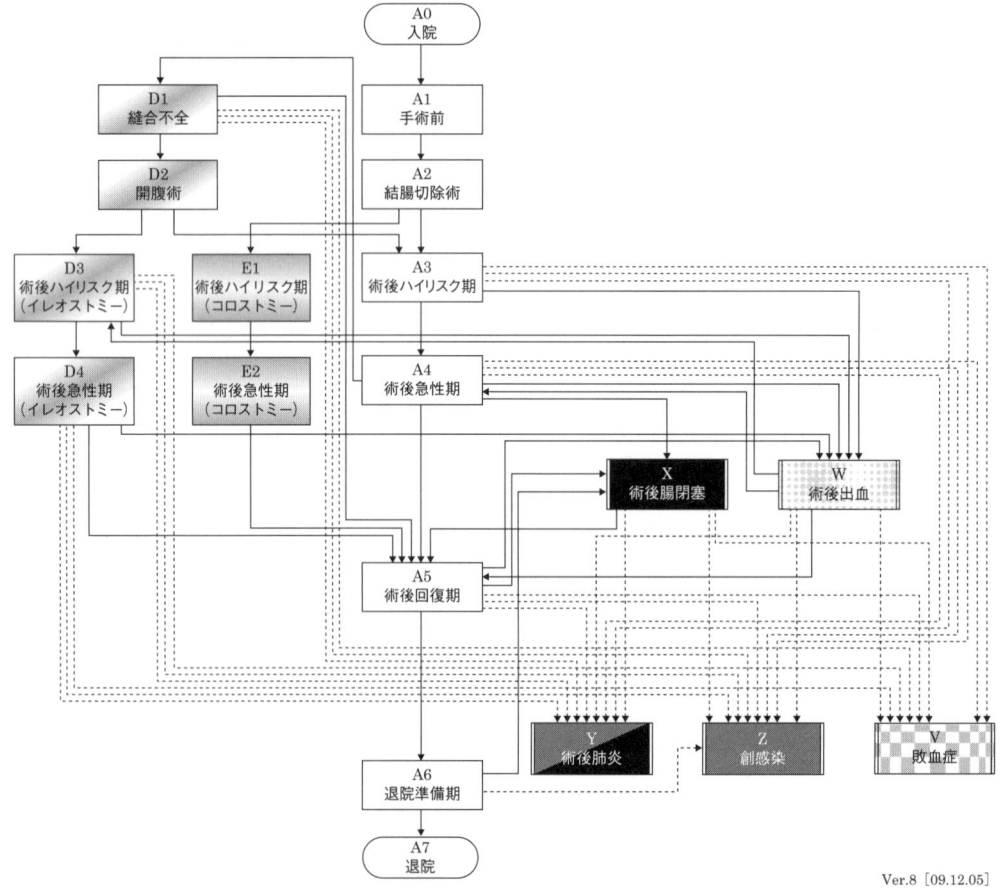

図表 2.1 PCAPS 結腸がんコンテンツ（臨床プロセスチャート）

---

* 飯塚悦功・棟近雅彦・水流聡子監修（2005）：医療の質安全保証を実現する患者状態適応型パス ［事例集 2005 年版］，日本規格協会
  飯塚悦功・棟近雅彦・水流聡子監修（2006）：医療の質安全保証を実現する患者状態適応型パス ［事例集 2006 年版］，日本規格協会
  飯塚悦功・棟近雅彦・水流聡子監修（2007）：医療の質安全保証を実現する患者状態適応型パス ［事例集 2007 年版］，日本規格協会
  飯塚悦功・水流聡子・棟近雅彦監修（2009）：医療の質安全保証を実現する患者状態適応型パス ［電子コンテンツ 2008 年版］，日本規格協会
  飯塚悦功・水流聡子・棟近雅彦監修（2010）：医療の質安全保証に向けた臨床知識の構造化
  　（1）患者状態適応型パス ［電子カルテおよび病院情報システム搭載版電子コンテンツ］，日本規格協会
  飯塚悦功・水流聡子・棟近雅彦監修（2011）：医療の質安全保証に向けた臨床知識の構造化
  　（2）患者状態適応型パス ［臨床知識の精緻化・一般化・実装］，日本規格協会

図表 2.2　結腸がんコンテンツにおける観察・ケア

	ユニット 観察・ケア	A1 手術前	A2 結腸切除術	A3 術後ハイリスク期	A4 術後急性期	A5 回復期	A6 退院準備期	A7 退院
合併症早期発見・対処	バイタルサイン	○	○	○	○	○	○	
	INTAKE/OUTPUT	○	○	○	○	○	○	
	麻酔覚醒の状態		○	○				
	呼吸状態		○	○				
	循環状態		○	○	○			
	創部痛の有無			○	○	○	○	
	創感染の有無			○	○	○	○	
	腸閉塞の有無			○	○	○	○	
	縫合不全の有無			○	○	○		
	飲水・食事摂取の状態	○			○	○	○	
予防ケア・日常生活援助	精神・心理	○		○	○	○	○	
	入院オリエンテーション	○						
	術前オリエンテーション	○						
	術前訓練の指導	○						
	機器などの装着に伴うケア	○			○減少	○減少		
	体動制限・拡大に伴うケア		○床上安静	○床上安静	○歩行可	○歩行可		
	清潔ケア	○自立		○要介助	○要介助	○軽介助	○自立	
	情報提供	○		○	○	○	○	
	退院オリエンテーション						○	

養の場の適切な選択にもつながると考えられます．

　診療・ケアの俯瞰的設計と可視化を実現する PCAPS を活用することで，全医療者が診療計画の全体像を理解しやすくなり，医療内容および提供タイミングの全体最適を図った戦略的な医療介入へとつながります．医療チーム内での調整役という重要な役割を担う看護師にとっては，円滑な判断の助けともなるでしょう．看護の観察やケアの結果の多くがユニット移行の条件となっており，患者さんの回復促進のために，医療チーム内で看護が果たすべき役割と専門性が示されているともいえます．

3．部位を表現する用語

　前述した研究活動を通して，看護観察用語を，観察の焦点・部位・位相・その他，の軸に分解することにしました．例えば，"右下腹部痛"であれば，用語整備上はその表現を"疼痛（右下腹部）"として，"焦点：疼痛"，"部位：腹部"，"位相：右下"，"その他：（無し）"と分解しました．こうしてすべての観察用語を，丹念に分解したデータを，整備しました．観察用語が臨床で使えるレベルに整備された時点で，すべての看護観察用語が保有する"部位名称"を集めて分析し，臨床看護に必要とする部位に関する用語体系と用語そのものを整備する研究を始めました．その結果，臨床で看護観察に必要とする，整備すべき部位に関する用語には，フィジカルアセスメントを行う際に体表面をメッシュ的に捉えた部位の用語と，それ以外の体腔内にある臓器や組織などの部位の用語との二つのタイプがあることがわかりました．また，その他，フィジカルアセスメント，系統別の両方に関連した用語について，充足する必要があると考えられます．

　この看護観察用語の分析を通して，臨床看護実践には，解剖学的用語だけでなく，例えば，創部・刺入部，創周囲，肛門周囲などのような独特な部位名称とその定義が，質安全保証のために必要だとわかりました．

　このような作業を通して，臨床看護実践に必要とする良質な，"部位を表現する用語"を整

備しようと考えています．

4．有害事象

ここでは，"有害事象共通用語基準 V3.0　日本語訳 JCOG/JSCO 版"（2004.10.27）と看護実践用語標準マスター（看護観察編）との関連性について，検討した内容を紹介します．

抗がん剤の副作用など有害事象に関して，"有害事象共通用語基準 V3.0　日本語訳 JCOG/JSCO 版"（以下，CTCAE という．）の用語を統一表記の目的で用いる施設が多くなっています．看護師が患者さんの状態を観察し，記述する用語として，MEDIS-DC の看護実践用語標準マスター（看護観察編）（以下，観察マスターという．）があり，重複記載などの非効率を防止するため，CTCAE の内容と，観察マスターの内容の性質を比較し，今後どのように関連付けて用いることができるのか，その可能性について検討を行いました．

CTCAE の概要

有害事象用語（AE 用語：Adverse Event Terms）は，治療や処置に際して観察されるあらゆる好ましくない，意図しない徴候（臨床検査値の異常も含む．），症状，疾患であり，治療や処置との因果関係は問わないとされています．

"有害事象共通用語基準 V3.0　日本語訳 JCOG/JSCO 版"（2004.10.27）は，2003 年 3 月に米国 National Cancer Institute（NCI）が公表し，その後，同年の 12 月および 2006 年 8 月に改定された "Common Terminology Criteria for Adverse Events v3.0（CTCAE）" の日本語訳です．今後も追加や改定が行われる可能性があります．

CTCAE に掲載されている AE 用語は総数 428 語であり，アレルギー／免疫，聴覚器，血液／骨髄などの 28 のカテゴリーに分類されています．

CTCAE は，"有害事象"，"Short Name"，"Grade" から構成されています．"Short Name" は，AE 用語の略名であり，症例報告書用に簡略化した AE 名です．"Grade" は，AE の重症度を示すものであり，"Grade 1：軽度の AE"，"Grade 2：中等度の AE"，"Grade 3：高度の AE"，"Grade 4：生命を脅かすまたは活動を不能とする AE"，"Grade 5：AE による死亡" と定義されています．

検討結果

AE 用語や Grade に示されている指標となる項目に，観察マスターから類似もしくは等質と考えられる用語を該当させ，一覧表を作成しました．

AE 用語 428 語のうち 95 語は Grade を判断するための観察が必要であり，観察マスターの用語が該当すると考えられました．"肺活量"，"高カルシウム血症"，"高コレステロール血症" など 57 語は検査データのみで判断できるため，観察マスターの用語を必要としないものでした．これら以外の用語は，"盲腸炎" など診断名そのものや，"消化管出血" など画像診断と症状の組合せで判断するものであり，観察マスターとは関連しないものでした．

CTCAE は，有害事象の重症度の基準が示されており，医療者が患者さんに生じている重症度を判断するためには，その根拠となり得る患者さんの状態が記録されている必要があります．

観察を必要とする95語の用語については，経時的な観察記録に基づき，有害事象の存在を判断することによって，CTCAEに示されている重症度を正確でかつ，誰でも同様にできるものと考えられます．以上のことから，CTCAEの重症度を判断するためには，AE用語に関連する観察マスターの項目が設定されていると，より使用しやすいものとなるのではないかと考えています．

5. 看護必要度

看護必要度は，その日の患者さんの状態を特定し，患者さんに提供されるべき看護の量が示されるものです．看護必要度の評価の記録は，24時間の記録と観察に基づいて行われるため，評価の裏付けとして看護師が観察した患者さんの状態と看護師が実践した行為についての看護記録を残す必要があります．当該病院が患者さんの観察や看護行為の記録に，既にMEDIS-DCの看護実践用語標準マスター（看護観察編，看護行為編）（以下，看護マスターという．）を用いているならば，看護必要度に必要な記録が残せるかどうかは，看護必要度の項目と看護マスターの用語をマッチングさせることで解決できます．看護必要度の各項目での評価基準と関連するもの，もしくは一致すると思われる用語を看護マスターの看護観察編，看護行為編から適合させ，一覧表を作成しました．その結果，看護必要度（患者さんの状況等）の4項目は看護マスターで表現することが可能でしたが，3項目には一致する用語が不足していることがわかりました．そのため，不足している用語についてはMEDISへ新規登録を行いました．一覧表は，看護必要度の項目と評価の判断基準，評価得点，看護マスター用語から構成されています（図表2.3）．

患者さんの状態を記録する看護師と看護必要度を評価する人が異なっても，そこに一貫性が

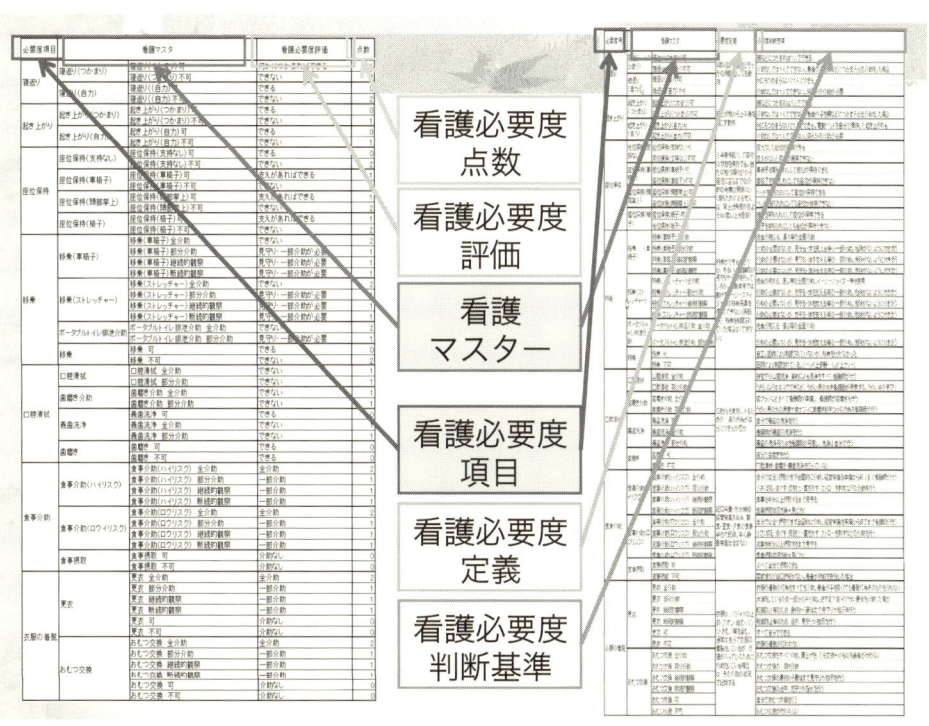

図表 2.3　看護必要度にかかわる一覧表

なくてはなりません．そのため，看護必要度の評価に必要な観察項目と看護行為の用語を電子経過表にあらかじめ準備しておくことにしました（図表2.4）．これによって，記録の内容にばらつきが減少し，看護必要度の評価に必要な記録を残すことが可能となりました．さらに，一覧表を活用することで記録された患者さんの状態から看護必要度を正確で精度の高い評価が可能となったと考えられます．この仕組みは，某病院で活用されています．

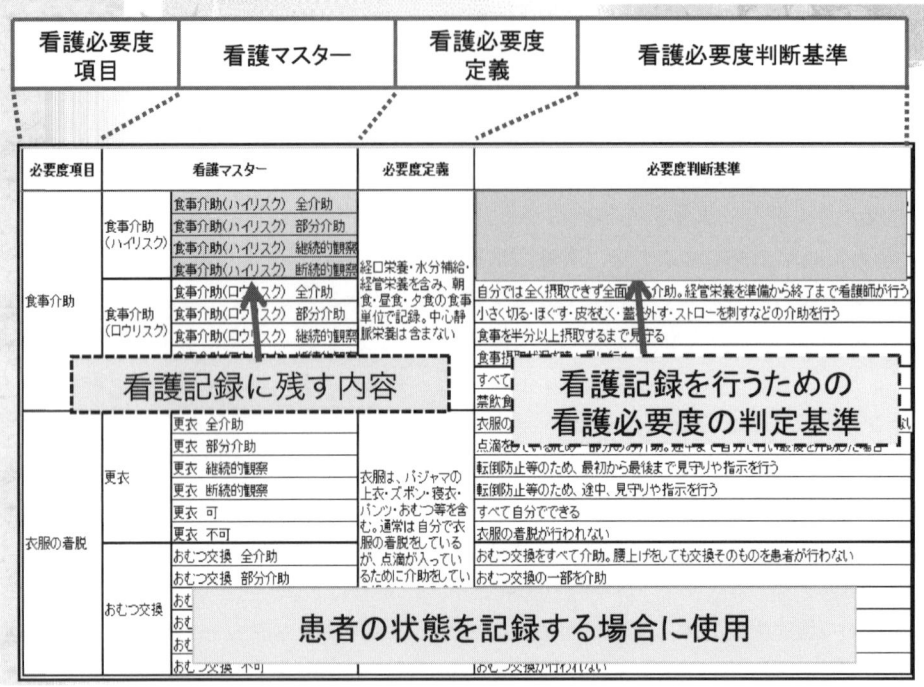

図表 2.4 看護必要度の評価に必要な観察項目と看護行為（電子経過表）

第3部

看護思考プロセスナビゲーターにおける患者状態に適応した"知識コンテンツ"

第3部の利用にあたって

　医療では，患者さんの現在の状態を目標とする状態に変化させるために，医療介入という手段を用います．ところが，これらの医療介入には生体侵襲の強いものが多いために，患者さんの心身は少なからぬダメージを受けます．外科手術によるダメージでは術後合併症を引き起こします．また，強い薬剤を投与することによるダメージで有害事象を発生させます．看護が有する重要な機能である"患者状態監視機能"は，これらの術後合併症や有害事象を早期発見・早期対応して，問題となる状態に至らせない（未然防止・悪化防止）作用をもつ機能であるといえます．

　そこで，臨床看護知識の要素として，状態監視する対象を，"疾患に起因する症状"，"手術および生体侵襲の強い検査・処置に起因する合併症"，"投与された薬剤による有害事象"と置きました．また，ケア行為の目的を，"医療介入によって発生するケアニーズを充足するためのケア"，"手術および生体侵襲の強い検査・処置に起因する「合併症」の発生防止のためのケア"，"投与された薬剤による「有害事象」の発生防止のためのケア"としました．

　症状別の患者状態に適応した看護知識では，観察目的が少し異なります．患者さんがある"症状"を訴えた場合には，その原因を探っていくことが重要となります．また，その症状の持続によって連鎖する症状の出現を食い止めることが重要となります．したがって，観察の目的は，"注目症状"，"想定原因"，"連鎖症状"と置きました．また，看護ケア行為の目的は，"注目症状に対するケア"，"想定原因除去のためのケア"，"連鎖症状を未然防止するためのケア"としました．

　在宅ケアでは，本書では"がん末期"という患者状態に対する看護実践を取りあげました．この場合，看護ケアの目的を，"在宅患者の尊厳を保持するためのケア行為"，"社会参加するためのケア行為"，"いずれ残される家族のための安寧のケア行為"と置き，知識コンテンツを設計しました．

　これらの知識コンテンツには，患者状態のフェーズごとの看護提供戦略のシナリオが構造化されて示されています．その構造と置かれた看護用語が，思考プロセスをナビゲートしていくことに気づかれると思います．つまり，これらの知識コンテンツをうまく活用した仕事の仕組みを作ることで，看護師の思考力量が向上する可能性を期待できるといえます．

　本書に掲載されている，臨床看護の知識コンテンツは，臨床エキスパートの経験知を抽出して作り込み，エキスパートのレビューを経た初版のコンテンツです．よりよいものであることは確かですが，完全なもの，完成度がかなり高いものといえるかどうかはわかりません．品質管理工学の領域では，最初の"標準"は完璧である必要はないとされています．大切なことはPDCAの改善サイクルを回すことなのです．読者の皆さんがそのPDCAサイクルを回す原動力になっていただければと思います．それには，使っていただくこと，使ってみて気づいた不具合を報告してくださることが大切です．そこからPDCA改善サイクルが回り始めます．

1. がんの手術を受ける患者状態

1.1 乳がん（乳房切除術）

1.1.1 術　　前

（1）検査・処置・治療

検査	血液検査(凝固系，肝機能，腎機能，血算，生化学，感染症，血液型)
	尿検査
	心電図検査
	胸部レントゲン
	マンモグラフィー
	乳房超音波検査
	乳房 MRI
	核医学(センチネルリンパ節生検を行う場合，アイソトープ注入し，撮影)
治療	術前日，夜から絶食，早朝より絶飲食
	術当日より輸液開始

（2）観　　察

大分類	疾患に起因する症状	手術および生体侵襲の強い検査・処置に起因する「合併症」	投与された薬剤による「有害事象」	観察名称管理番号	観察名称	結果管理番号	結果単位	結　　果
バイタルサイン	○		○	31001848	収縮期血圧	31001848R	mmHg	999
	○		○	31001849	拡張期血圧	31001849R	mmHg	999
	○		○	31001390	脈拍	31001390R	回/分	999
	○		○	31001368	体温	31001368R	℃	99.9
	○		○	31001369	呼吸数	31001369R	回/分	99
	○			31000296	体重	31000296R	kg	999.9
	○			31000298	身長	31000298R	cm	999.9
INTAKE/OUTPUT	○			31000010	飲水量(食事)	31000010R	ml	9999
	○			31000011	飲水量(食事外)	31000011R	ml	9999
	○			31001630	食事摂取量(経口主食)	31001630R		全量／ほぼ全量／半量／少量／摂取なし
	○			31001631	食事摂取量(経口副食)	31001631R		全量／ほぼ全量／半量／少量／摂取なし
	○		○	31000014	輸液量	31000014R	ml	99999.9
	○		○	31000018	INTAKE 合計	31000018R	ml	99999.9
	○			31000021	尿量	31000021R	ml	9999
	○			31000029	便回数	31000029R	回/日	99
	○			31000027	尿回数	31000027R	回/日	99
	○		○	31000019	OUTPUT 合計	31000019R	ml	99999.9
自覚症状と系統機能別観察	○			31000400	不眠	31000400R		－／±／＋／＋＋
	○			31000405	不安	31000405R		－／±／＋／＋＋
	○			31000406	不安	31000406R		コメント

（3）行　　為

第1階層グループ名称	医療介入によって発生するケアニーズを充足するためのケア	手術および生体侵襲の強い検査・処置に起因する「合併症」の発生防止のためのケア	投与された薬剤による「有害事象」の発生防止のためのケア	行為名称管理番号	第2階層グループ名称	第3階層行為名称	第4階層行為名称
日常生活ケア	○	○		12000635	清潔ケア	入浴	
	○	○		12000636	清潔ケア	シャワー浴	
	○	○		12000637	清潔ケア	清拭	
	○	○		12000021	清潔ケア	歯磨き介助	
	○	○		12000022	清潔ケア	義歯洗浄	
	○	○		12000640	清潔ケア	爪切り	
	○			12000643	整容・更衣ケア	更衣	
	○		○	12000116	安全ケア	転倒防止ケア	
	○		○	12000956	安全ケア	転倒防止ケア	低床ベッドへ交換

第1階層グループ名称	医療介入によって発生するケアニーズを充足するためのケア	手術および生体侵襲の強い検査・処置に起因する「合併症」の発生防止のためのケア	投与された薬剤による「有害事象」の発生防止のためのケア	行為名称管理番号	第2階層グループ名称	第3階層行為名称	第4階層行為名称
日常生活ケア（つづき）	○		○	12000957	安全ケア	転倒防止ケア	ナースコール機能の追加
	○		○	12000958	安全ケア	転倒防止ケア	監視用モニターカメラ観察
	○		○	12000959	安全ケア	転倒防止ケア	体動自動通知モニター観察
	○		○	12000960	安全ケア	転倒防止ケア	離床自動通知モニター観察
	○		○	12000961	安全ケア	転倒防止ケア	徘徊自動通知モニター観察
	○		○	12000962	安全ケア	転倒防止ケア	ベッド柵機能強化
	○		○	12000963	安全ケア	転倒防止ケア	ベッド柵確認
	○		○	12000964	安全ケア	転倒防止ケア	安全ベルト（肩）装着
	○		○	12000965	安全ケア	転倒防止ケア	安全ベルト（手）装着
	○		○	12000966	安全ケア	転倒防止ケア	安全ベルト（体幹）装着
	○		○	12000967	安全ケア	転倒防止ケア	安全ベルト（足）装着
	○		○	12000968	安全ケア	転倒防止ケア	車椅子安全ベルト装着
	○		○	12000969	安全ケア	転倒防止ケア	付きそい
	○		○	12001155	安全ケア	転倒防止ケア	床材の調整
	○		○	12001156	安全ケア	転倒防止ケア	居室内の整頓
	○		○	12000663	安全ケア	転落防止ケア	
	○		○	12000664	安全ケア	転落防止ケア	ナースコール機能の追加
	○		○	12000118	安全ケア	転落防止ケア	低床ベッドへ交換
	○		○	12000970	安全ケア	転落防止ケア	監視用モニターカメラ観察
	○		○	12000971	安全ケア	転落防止ケア	体動自動通知モニター観察
	○		○	12000972	安全ケア	転落防止ケア	離床自動通知モニター観察
	○		○	12000973	安全ケア	転落防止ケア	徘徊自動通知モニター観察
	○		○	12000119	安全ケア	転落防止ケア	ベッド柵確認
	○		○	12000974	安全ケア	転落防止ケア	ベッド柵機能強化
	○		○	12000975	安全ケア	転落防止ケア	安全ベルト（肩）装着
	○		○	12000976	安全ケア	転落防止ケア	安全ベルト（手）装着
	○		○	12000977	安全ケア	転落防止ケア	安全ベルト（体幹）装着
	○		○	12000978	安全ケア	転落防止ケア	安全ベルト（足）装着
	○		○	12000979	安全ケア	転落防止ケア	車椅子安全ベルト装着
	○		○	12000980	安全ケア	転落防止ケア	付きそい
	○		○	12001157	安全ケア	転落防止ケア	転落位置へのクッション材の設置
	○	○	○	12000128	安全ケア	自己抜去防止ケア	
	○	○	○	12001010	安全ケア	自己抜去防止ケア	所持品預かり
	○	○	○	12001011	安全ケア	自己抜去防止ケア	付きそい
	○	○	○	12001012	安全ケア	自己抜去防止ケア	監視用モニターカメラ観察
	○	○	○	12001013	安全ケア	自己抜去防止ケア	体動自動通知モニター観察
	○	○	○	12001014	安全ケア	自己抜去防止ケア	離床自動通知モニター観察
	○	○	○	12001015	安全ケア	自己抜去防止ケア	徘徊自動通知モニター観察
	○	○	○	12001016	安全ケア	自己抜去防止ケア	抑止用補助具装着（シーネ）
	○	○	○	12001017	安全ケア	自己抜去防止ケア	抑止用補助具装着（手袋）
	○	○	○	12001018	安全ケア	自己抜去防止ケア	抑止着着用

第1階層グループ名称	医療介入によって発生するケアニーズを充足するためのケア	手術および生体侵襲の強い検査・処置に起因する「合併症」の発生防止のためのケア	投与された薬剤による「有害事象」の発生防止のためのケア	行為名称管理番号	第2階層グループ名称	第3階層行為名称	第4階層行為名称
日常生活ケア（つづき）	○	○	○	12001019	安全ケア	自己抜去防止ケア	安全ベルト(肩)装着
	○	○	○	12001020	安全ケア	自己抜去防止ケア	安全ベルト(手)装着
	○	○	○	12001021	安全ケア	自己抜去防止ケア	安全ベルト(体幹)装着
	○	○	○	12001022	安全ケア	自己抜去防止ケア	安全ベルト(足)装着
	○	○	○	12001023	安全ケア	自己抜去防止ケア	車椅子安全ベルト装着
		○		12001516	安全ケア	手術部位マーキングの確認	
		○		12001515	安全ケア	患者識別バンド装着の確認	
	○		○	12001390	起居動作支援	体位の変換	
	○		○	12001391	起居動作支援	体位の変換	全介助
	○		○	12001392	起居動作支援	体位の変換	部分介助
	○		○	12001393	起居動作支援	体位の変換	継続的観察
	○		○	12001394	起居動作支援	体位の変換	断続的観察
	○		○	12000658	移動ケア	移送	
	○		○	12000099	移動ケア	移送	ストレッチャー
	○		○	12000100	移動ケア	移送	車椅子
	○			12000669	睡眠ケア	入眠を促す援助	
	○			12000134	睡眠ケア	入眠を促す援助	眠剤コントロール
	○			12000670	睡眠ケア	睡眠パターンの調整	
				12000141	睡眠ケア	睡眠パターンの調整	午睡を避ける
家族支援指導・教育	○			12000338	オリエンテーション	入院時オリエンテーション	
	○	○	○	12000329	オリエンテーション	術前オリエンテーション	
	○			12000334	オリエンテーション	その他の検査オリエンテーション	
	○	○	○	12000701	医療的手技・処置の指導(在宅療養指導を含む)	術前訓練の指導 禁煙	
	○	○	○	12000258	医療的手技・処置の指導(在宅療養指導を含む)	疼痛時の対処の指導	
	○	○		12001182	医療的手技・処置の指導(在宅療養指導を含む)	ドレナージ管理の指導	排液・チューブ・バッグ・連結部の管理
組織間調整	○			12000376	治療・検査に関係する意思決定支援	治療に関係する情報提供状況の確認	
	○			12000377	治療・検査に関係する意思決定支援	理解・納得状況の確認	
	○			12000378	治療・検査に関係する意思決定支援	IC同席	
	○			12000379	治療・検査に関係する意思決定支援	治療に関係する情報提供	
機器などの装着に伴うケア	○	○		12000398	挿入時管理 輸液ルート		
	○	○		12000446	留置時管理 輸液ルート		
死者および遺族に対するケア							
その他							

1.1.2 急性期

(1) 検査・処置・治療

検査	センチネルリンパ節生検(色素法, RI 法)
治療	術中, 迅速検査で, センチネルリンパ節陽性の場合, リンパ節廓清を行う
	抜管後から十分な麻酔から覚醒するまで酸素投与が行われる
	食事開始まで, 輸液を行う
	静脈血栓予防のため, 歩行できるようになるまで間欠的空気圧迫機器を使用する
	予防的抗生剤投与は皮切時に実施, 同時再建術後は, 24時間まで点滴で投与し, 終了, 必要時内服投与となる
	術後は積極的に創部痛コントロールを行う. 特に同時再建術を行った場合, 疼痛が強いため, 定期的に使用することが多い

(2) 観察

大分類	疾患に起因する症状	手術および生体侵襲の強い検査・処置に起因する「合併症」	投与された薬剤による「有害事象」	観察名称管理番号	観察名称	結果管理番号	結果単位	結果
バイタルサイン	○	○	○	31001848	収縮期血圧	31001848R	mmHg	999
	○	○	○	31001849	拡張期血圧	31001849R	mmHg	999
	○	○	○	31001390	脈拍	31001390R	回/分	999
	○	○	○	31001368	体温	31001368R	℃	99.9
	○	○	○	31001369	呼吸数	31001369R	回/分	99
	○	○	○	31000001	SPO2	31000001R	%	999
INTAKE/OUTPUT		○	○	31000014	輸液量	31000014R	ml	99999.9
	○			31000011	飲水量(食事外)	31000011R	ml	9999
		○	○	31000018	INTAKE 合計	31000018R	ml	99999.9
	○	○	○	31000021	尿量	31000021R	ml	9999
	○	○		31000029	便回数	31000029R	回/日	99
	○	○	○	31000027	尿回数	31000027R	回/日	99
		○		31000294	出血量	31000294R	ml	9999
	○	○		31001466	ドレーン排液量(創部)	31001466R	ml	9999
	○	○		31000040	嘔吐量	31000040R	ml	9999
	○	○		31000019	OUTPUT 合計	31000019R	ml	99999.9
自覚症状と系統機能別観察		○	○	31001657	意識評価(JCS)	31001657R		0/1/2/3/10/20/30/100/200/300
		○	○	31001620	意識評価(GCS-E)	31001620R		4/3/2/1
		○	○	31001621	意識評価(GCS-M)	31001621R		6/5/4/3/2/1
		○	○	31001622	意識評価(GCS-V)	31001622R		5/4/3/2/1
		○	○	31001623	意識評価(GCS-合計)	31001623R	計	99
		○	○	31001946	呼吸困難	31001946R		−／±／＋／＋＋
		○	○	31001256	肺 AIR 入り	31001256R		−／±／＋／＋＋
		○		31000342	出血(創部)	31000342R		−／±／＋／＋＋
		○		31001662	浸出液性状(創部)	31001662R		暗血性／血性／淡血性／淡淡血性／漿液性／膿性
		○		31000419	創周囲熱感(胸部)	31000419R		−／±／＋／＋＋
		○		31002299	創周囲腫脹(胸部)	31002299R		−／±／＋／＋＋
		○		31000439	創周囲発赤(胸部)	31000439R		−／±／＋／＋＋
		○		31001458	硬結(創部)	31001458R		−／±／＋／＋＋
		○		31000521	疼痛(創部)	31000521R		−／±／＋／＋＋
	○	○	○	31001928	疼痛程度(VAS)	31001928R	cm	99.9
	○	○		31001467	ドレーン排液性状(創部)	31001467R		血性／淡血性／淡淡血性／暗血性／漿液性／膿性
		○	○	31001468	ドレーン排液性状(創部)	31001468R		コメント
			○	31000374	出血(ドレーン挿入部)	31000374R		−／±／＋／＋＋

大分類	疾患に起因する症状	手術および生体侵襲の強い検査・処置に起因する「合併症」	投与された薬剤による「有害事象」	観察名称管理番号	観察名称	結果管理番号	結果単位	結果
自覚症状と系統機能別観察（つづき）		○		31000455	発赤（ドレーン挿入部）	31000455R		−／±／＋／＋＋
		○		31001450	腫脹（ドレーン挿入部）	31001450R		−／±／＋／＋＋
		○		31001926	エアリーク	31001926R		−／＋
		○		31001244	疼痛（ドレーン挿入部）	31001244R		−／±／＋／＋＋
	○	○	○	31000393	嘔気	31000393R		−／±／＋／＋＋
	○	○	○	31000948	嘔吐	31000948R		−／±／＋／＋＋
	○	○	○	31000400	不眠	31000400R		−／±／＋／＋＋
	○	○		31000405	不安	31000405R		±／＋／＋＋
	○	○		31000406	不安	31000406R		

（3）行　為

第1階層グループ名称	医療介入によって発生するケアニーズを充足するためのケア	手術および生体侵襲の強い検査・処置に起因する「合併症」の発生防止のためのケア	投与された薬剤による「有害事象」の発生防止のためのケア	行為名称管理番号	第2階層グループ名称	第3階層行為名称	第4階層行為名称
日常生活ケア	○	○		12000637	清潔ケア	清拭	
	○	○		12000014	清潔ケア	清拭	全身
	○	○		12000015	清潔ケア	清拭	上半身
	○	○		12000016	清潔ケア	清拭	下半身
	○	○		12000017	清潔ケア	清拭	背部
	○	○		12001140	清潔ケア	清拭	全介助
	○	○		12001141	清潔ケア	清拭	部分介助
	○	○		12000018	清潔ケア	陰部洗浄	
	○	○	○	12000020	清潔ケア	口腔清拭	
	○	○	○	12001368	清潔ケア	口腔清拭	全介助
	○	○	○	12001369	清潔ケア	口腔清拭	部分介助
	○	○	○	12001370	清潔ケア	口腔清拭	継続的観察
	○	○	○	12001371	清潔ケア	口腔清拭	断続的観察
	○	○	○	12000023	清潔ケア	含漱	
	○	○	○	12001380	清潔ケア	含漱	全介助
	○	○	○	12001381	清潔ケア	含漱	部分介助
	○	○	○	12001382	清潔ケア	含漱	継続的観察
	○	○	○	12001383	清潔ケア	含漱	断続的観察
	○	○	○	12000021	清潔ケア	歯磨き介助	
	○	○	○	12001372	清潔ケア	歯磨き介助	全介助
	○	○	○	12001373	清潔ケア	歯磨き介助	部分介助
	○	○	○	12001374	清潔ケア	歯磨き介助	継続的観察
	○	○	○	12001375	清潔ケア	歯磨き介助	断続的観察
	○	○		12000638	清潔ケア	粘膜ケア	
	○	○		12000029	清潔ケア	粘膜ケア	口腔
	○	○		12000643	整容・更衣ケア	更衣	
	○	○		12000048	整容・更衣ケア	更衣	全介助
	○	○		12000049	整容・更衣ケア	更衣	部分介助
	○	○		12000050	整容・更衣ケア	更衣	継続的観察
	○	○		12000051	整容・更衣ケア	更衣	断続的観察
	○	○	○	12000116	安全ケア	転倒防止ケア	
	○	○	○	12000956	安全ケア	転倒防止ケア	低床ベッドへ交換
	○	○	○	12000957	安全ケア	転倒防止ケア	ナースコール機能の追加
	○	○	○	12000958	安全ケア	転倒防止ケア	監視用モニターカメラ観察
	○	○	○	12000959	安全ケア	転倒防止ケア	体動自動通知モニター観察
	○	○	○	12000960	安全ケア	転倒防止ケア	離床自動通知モニター観察
	○	○	○	12000962	安全ケア	転倒防止ケア	ベッド柵機能強化

第1階層グループ名称	医療介入によって発生するケアニーズを充足するためのケア	手術および生体侵襲の強い検査・処置に起因する「合併症」の発生防止のためのケア	投与された薬剤による「有害事象」の発生防止のためのケア	行為名称管理番号	第2階層グループ名称	第3階層行為名称	第4階層行為名称
日常生活ケア（つづき）	○	○	○	12000963	安全ケア	転倒防止ケア	ベッド柵確認
	○	○	○	12001156	安全ケア	転倒防止ケア	居室内の整頓
	○	○	○	12000663	安全ケア	転落防止ケア	
				12000664	安全ケア	転落防止ケア	ナースコール機能の追加
				12000118	安全ケア	転落防止ケア	低床ベッドへ交換
			○	12000970	安全ケア	転落防止ケア	監視用モニターカメラ観察
				12000971	安全ケア	転落防止ケア	体動自動通知モニター観察
			○	12000972	安全ケア	転落防止ケア	離床自動通知モニター観察
				12000119	安全ケア	転落防止ケア	ベッド柵確認
	○	○		12000974	安全ケア	転落防止ケア	ベッド柵機能強化
	○	○		12000980	安全ケア	転落防止ケア	付きそい
	○	○		12001157	安全ケア	転落防止ケア	転落位置へのクッション材の設置
	○	○	○	12000128	安全ケア	自己抜去防止ケア	
	○	○	○	12001010	安全ケア	自己抜去防止ケア	所持品預かり
	○	○	○	12001011	安全ケア	自己抜去防止ケア	付きそい
	○	○	○	12001012	安全ケア	自己抜去防止ケア	監視用モニターカメラ観察
	○	○	○	12001013	安全ケア	自己抜去防止ケア	体動自動通知モニター観察
	○	○	○	12001014	安全ケア	自己抜去防止ケア	離床自動通知モニター観察
	○	○	○	12001016	安全ケア	自己抜去防止ケア	抑止用補助具装着（シーネ）
	○	○	○	12001017	安全ケア	自己抜去防止ケア	抑止用補助具装着（手袋）
	○	○	○	12001018	安全ケア	自己抜去防止ケア	抑止着着用
	○	○	○	12001390	起居動作支援	体位の変換	
	○	○	○	12001391	起居動作支援	体位の変換	全介助
	○	○	○	12001392	起居動作支援	体位の変換	部分介助
	○	○	○	12001393	起居動作支援	体位の変換	継続的観察
	○	○	○	12001394	起居動作支援	体位の変換	断続的観察
	○	○	○	12000657	移動ケア	移動介助	
	○	○	○	12000095	移動ケア	移動介助	全介助
	○	○	○	12000096	移動ケア	移動介助	部分介助
	○	○	○	12000097	移動ケア	移動介助	継続的観察
	○	○	○	12000098	移動ケア	移動介助	断続的観察
		○	○	12000658	移動ケア	移送	
				12000099	移動ケア	移送	ストレッチャー
	○	○	○	12000669	睡眠ケア	入眠を促す援助	
	○	○	○	12000134	睡眠ケア	入眠を促す援助	眠剤コントロール
	○	○	○	12000671	苦痛の予防・軽減ケア	疼痛緩和	
	○	○	○	12000148	苦痛の予防・軽減ケア	疼痛緩和	薬剤
	○	○	○	12000684	呼吸ケア	酸素吸入	
	○	○	○	12000178	呼吸ケア	酸素吸入	鼻カニューレ
	○	○	○	12000179	呼吸ケア	酸素吸入	マスク
	○	○	○	12000180	呼吸ケア	酸素吸入	酸素テント
	○	○		12000685	循環ケア	血栓の予防	
	○	○		12000183	循環ケア	血栓の予防	弾性ストッキングの使用
家族支援	○			12000696	家族への相談・助言	療養状況に関する情報提供	
	○			12000237	家族への相談・助言	療養状況に関する情報提供	患者の健康状態

第1階層グループ名称	医療介入によって発生するケアニーズを充足するためのケア	手術および生体侵襲の強い検査・処置に起因する「合併症」の発生防止のためのケア	投与された薬剤による「有害事象」の発生防止のためのケア	行為名称管理番号	第2階層グループ名称	第3階層行為名称	第4階層行為名称
家族支援（つづき）	○			12000238	家族への相談・助言	療養状況に関する情報提供	介護者の状況
指導・教育	○	○	○	12000258	医療的手技・処置の指導（在宅療養指導を含む）	疼痛時の対処の指導	
	○	○		12001182	医療的手技・処置の指導（在宅療養指導を含む）	ドレナージ管理の指導	排液・チューブ・バッグ・連結部の管理
組織間調整	○			12000376	治療・検査に関係する意思決定支援	治療に関係する情報提供状況の確認	
	○			12000377	治療・検査に関係する意思決定支援	理解・納得状況の確認	
	○			12000378	治療・検査に関係する意思決定支援	IC同席	
	○			12000379	治療・検査に関係する意思決定支援	治療に関係する情報提供	
機器などの装着に伴うケア	○	○		12001055	ME機器	ME機器作動状態の確認	間欠的空気圧迫器
	○	○		12001060	ME機器	ME機器作動状態の確認	酸素流量計
	○	○		12001049	ME機器	ME機器作動状態の確認	サチュレーションモニター
	○	○		12000446	その他の医療機器・医療用物品	留置時管理	輸液ルート
	○	○		12000497	その他の医療機器・医療用物品	留置時管理	尿道留置カテーテル
	○	○		12000936	その他の医療機器・医療用物品	排液	ハルンバッグ
	○	○		12000589	その他の医療機器・医療用物品	装着中のケア	固定の安全管理
	○	○		12000590	その他の医療機器・医療用物品	装着中のケア	固定部位の皮膚ケア
	○	○		12000545	その他の医療機器・医療用物品	抜去時管理	尿道留置カテーテル
	○	○		12000542	その他の医療機器・医療用物品	抜去時管理	輸液ルート
死者および遺族に対するケア							
その他							

1.1.3 回復期

(1) 検査・処置・治療

検査	
治療	必要時，鎮痛剤の投与
	排液量が減少したら，ドレーンを抜去する（抜去の基準は施設により異なる）
	必要時抜糸

(2) 観察

大分類	疾患に起因する症状	手術および生体侵襲の強い検査・処置に起因する「合併症」	投与された薬剤による「有害事象」	観察名称管理番号	観察名称	結果管理番号	結果単位	結果
バイタルサイン	○	○	○	31001848	収縮期血圧	31001848R	mmHg	999
	○	○	○	31001849	拡張期血圧	31001849R	mmHg	999
	○	○	○	31001390	脈拍	31001390R	回/分	999
	○	○	○	31001368	体温	31001368R	℃	99.9
	○	○	○	31001369	呼吸数	31001369R	回/分	99
INTAKE/OUTPUT	○	○		31001630	食事摂取量（主食）	31001630R		全量／ほぼ全量／半量／少量／摂取なし
		○		31001631	食事摂取量（副食）	31001631R		全量／ほぼ全量／半量／少量／摂取なし
	○	○		31000029	便回数	31000029R	回/日	99
	○	○		31000027	尿回数	31000027R	回/日	99
自覚症状と系統機能別観察		○		31000342	出血（創部）	31000342R		－／±／＋／＋＋
		○		31001662	浸出液性状（創部）	31001662R		暗血性／血性／淡血性／淡淡血性／漿液性／膿性
		○		31000419	創周囲熱感（胸部）	31000419R		－／±／＋／＋＋
		○		31002299	創周囲腫脹（胸部）	31002299R		－／±／＋／＋＋
		○		31000439	創周囲発赤（胸部）	31000439R		－／±／＋／＋＋
		○		31001458	硬結（創部）	31001458R		－／±／＋／＋＋
	○	○		31000521	疼痛（創部）	31000521R		－／±／＋／＋＋
	○	○	○	31001928	疼痛程度（VAS）	31001928R	cm	99.9
		○		31001467	ドレーン排液性状（創部）	31001467R		血性／淡血性／淡淡血性／暗血性／漿液性／膿性
	○			31001468	ドレーン排液性状（創部）	31001468R		コメント
		○		31000374	出血（ドレーン挿入部）	31000374R		－／±／＋／＋＋
		○		31000455	発赤（ドレーン挿入部）	31000455R		－／±／＋／＋＋
		○		31001450	腫脹（ドレーン挿入部）	31001450R		－／±／＋／＋＋
		○		31001244	疼痛（ドレーン挿入部）	31001244R		－／±／＋／＋＋
		○		31001926	エアリーク	31001926R		－／＋
	○	○	○	31000400	不眠	31000400R		－／±／＋／＋＋
	○	○		31000405	不安	31000405R		－／±／＋／＋＋
	○	○		31000406	不安	31000406R		コメント

(3) 行為

第1階層グループ名称	医療介入によって発生するケアニーズを充足するためのケア	手術および生体侵襲の強い検査・処置に起因する「合併症」の発生防止のためのケア	投与された薬剤による「有害事象」の発生防止のためのケア	行為名称管理番号	第2階層グループ名称	第3階層行為名称	第4階層行為名称
日常生活ケア	○	○		12000635	清潔ケア	入浴	
	○	○		12000637	清潔ケア	清拭	
	○	○		12000018	清潔ケア	陰部洗浄	
	○	○		12000008	清潔ケア	シャワー浴	
	○	○		12000021	清潔ケア	歯磨き介助	

第1階層グループ名称	医療介入によって発生するケアニーズを充足するためのケア	手術および生体侵襲の強い検査・処置に起因する「合併症」の発生防止のためのケア	投与された薬剤による「有害事象」の発生防止のためのケア	行為名称管理番号	第2階層グループ名称	第3階層行為名称	第4階層行為名称
日常生活ケア（つづき）	○	○		12000022	清潔ケア	義歯洗浄	
	○	○		12001379	清潔ケア	義歯洗浄	断続的観察
	○	○		12000643	整容・更衣ケア	更衣	
	○	○		12000116	安全ケア	転倒防止ケア	
	○	○		12000663	安全ケア	転落防止ケア	
	○	○	○	12000660	移動ケア	歩行介助	
	○	○	○	12000669	睡眠ケア	入眠を促す援助	
	○	○	○	12000134	睡眠ケア	入眠を促す援助	眠剤コントロール
	○	○	○	12000135	睡眠ケア	入眠を促す援助	マッサージ
	○	○	○	12000137	睡眠ケア	入眠を促す援助	不安に関する会話
	○	○	○	12000670	睡眠ケア	睡眠パターンの調整	
	○	○	○	12000671	苦痛の予防・軽減ケア	疼痛緩和	
	○	○	○	12000148	苦痛の予防・軽減ケア	疼痛緩和	薬剤
	○	○		12000686	循環ケア	浮腫の予防	
	○	○		12000187	循環ケア	浮腫の予防	上肢・下肢の挙上
家族支援	○			12000234	家族への相談・助言	療養状況に関する情報収集	患者の生活状況
	○			12000241	家族への相談・助言	療養方法に関する情報提供	社会資源に関する情報
指導・教育	○	○		12000366	生活指導	退院後の生活に対する指導	
	○	○		12000696	家族への相談・助言	療養状況に関する情報提供	
	○	○		12000237	家族への相談・助言	療養状況に関する情報提供	患者の健康状態
	○	○		12000238	家族への相談・助言	療養状況に関する情報提供	介護者の状況
	○		○	12000343	生活に適した薬の服用の教育・プランニング	薬の必要性に関する教育	
	○		○	12001627	生活に適した薬の服用の教育・プランニング	薬の必要性に関する教育	患者への指導
	○		○	12001628	生活に適した薬の服用の教育・プランニング	薬の必要性に関する教育	家族，親族への指導
	○		○	12000344	生活に適した薬の服用の教育・プランニング	薬の効用に関する指導	
	○		○	12001629	生活に適した薬の服用の教育・プランニング	薬の効用に関する指導	患者への指導
	○		○	12001630	生活に適した薬の服用の教育・プランニング	薬の効用に関する指導	家族，親族への指導
	○		○	12000345	生活に適した薬の服用の教育・プランニング	薬の副作用出現時の指導	
	○		○	12001631	生活に適した薬の服用の教育・プランニング	薬の副作用出現時の指導	患者への指導
	○		○	12001632	生活に適した薬の服用の教育・プランニング	薬の副作用出現時の指導	家族，親族への指導
	○		○	12000346	生活に適した薬の服用の教育・プランニング	薬の自己管理（量・服用時間）	
	○		○	12001633	生活に適した薬の服用の教育・プランニング	薬の自己管理（量・服用時間）	患者への指導

第1階層グループ名称	医療介入によって発生するケアニーズを充足するためのケア	手術および生体侵襲の強い検査・処置に起因する「合併症」の発生防止のためのケア	投与された薬剤による「有害事象」の発生防止のためのケア	行為名称管理番号	第2階層グループ名称	第3階層行為名称	第4階層行為名称
指導・教育（つづき）	○	○			<new>医療的手技・処置の指導（在宅療養指導を含む）	リンパ浮腫予防	患者への指導
	○	○			<new>医療的手技・処置の指導（在宅療養指導を含む）	リンパ浮腫予防	家族，親族への指導
組織間調整	○			○	12001634	生活に適した薬の服用の教育・プランニング	薬の自己管理（量・服用時間）	家族，親族への指導
	○				12000374	患者のニーズに配慮したスケジュール調整	スケジュール情報の提供	
	○				12000375	患者のニーズに配慮したスケジュール調整	スケジュールの調整	
	○				12000376	治療・検査に関係する意思決定支援	治療に関係する情報提供状況の確認	
	○				12000377	治療・検査に関係する意思決定支援	理解・納得状況の確認	
	○				12000378	治療・検査に関係する意思決定支援	IC同席	
	○				12000379	治療・検査に関係する意思決定支援	治療に関係する情報提供	
	○				12000380	治療・検査に関係する意思決定支援	患者が希望する治療関係の調整	
	○				12000384	退院時の調整	社会資源活用のための調整	
	○				12000385	退院時の調整	患者および家族との調整	
	○	○			12000907	他職種からのケア・指導を受けるための調整	認定看護師・専門看護師等へのコンサルテーション依頼	
	○	○	○		12000913	他職種からのケア・指導を受けるための調整	薬剤師へのコンサルテーション依頼	
	○	○			12000910	他職種からのケア・指導を受けるための調整	ソーシャルワーカーへのコンサルテーション依頼	
	○	○			12000915	社会資源の利用	医療連携室の紹介	
	○	○			12000384	退院時の調整	社会資源活用のための調整	
	○	○			12000918	社会資源の利用	サポートグループ・患者会の紹介	
機器などの装着に伴うケア	○	○			12000589	その他の医療機器・医療用物品	装着中のケア	固定の安全管理
	○	○			12000590	その他の医療機器・医療用物品	装着中のケア	固定部位の皮膚ケア
	○	○			12001086	その他の医療機器・医療用物品	留置時管理	創部ドレーン
	○	○			12001118	その他の医療機器・医療用物品	抜去時管理	創部ドレーン
死者および遺族に対するケア								
その他								

1.2 胃がん（胃切除術）
1.2.1 術　　　前
（1） 検査・処置・治療

検査	血液検査(凝固系，肝機能，腎機能，血算，生化学，感染症，血液型)
	尿検査
	心電図検査
	胸部レントゲン
	腹部レントゲン
	上部消化管内視鏡検査
	腹部CT検査
治療	術前日，夜から絶飲食
	術当日より輸液開始
	術前，経鼻胃管留置カテーテル挿入（手術室で麻酔導入後に行うことが多い）

（2） 観　　　察

大分類	疾患に起因する症状	手術および生体侵襲の強い検査・処置に起因する「合併症」	投与された薬剤による「有害事象」	観察名称管理番号	観察名称	結果管理番号	結果単位	結　　果
バイタルサイン	○		○	31001848	収縮期血圧	31001848R	mmHg	999
	○		○	31001849	拡張期血圧	31001849R	mmHg	999
	○		○	31001390	脈拍	31001390R	回/分	999
	○		○	31001368	体温	31001368R	℃	99.9
	○		○	31001369	呼吸数	31001369R	回/分	99
	○			31000296	体重	31000296R	kg	999.9
	○			31000298	身長	31000298R	cm	999.9
INTAKE/OUTPUT	○			31000010	飲水量（食事）	31000010R	ml	9999
	○			31000011	飲水量（食事外）	31000011R	ml	9999
	○			31001630	食事摂取量（経口主食）	31001630R		全量／ほぼ全量／半量／少量／摂取なし
	○			31001631	食事摂取量（経口副食）	31001631R		全量／ほぼ全量／半量／少量／摂取なし
	○		○	31000014	輸液量	31000014R	ml	99999.9
	○		○	31000018	INTAKE合計	31000018R	ml	99999.9
	○		○	31000021	尿量	31000021R	ml	9999
	○			31000029	便回数	31000029R	回/日	99
	○			31000027	尿回数	31000027R	回/日	99
	○			31000019	OUTPUT合計	31000019R	ml	99999.9
自覚症状と系統機能別観察	○			31002099	胃部不快	31002099R		－／±／＋／＋＋
	○			31001651	膨満感（腹部）	31001651R		－／±／＋／＋＋
	○			31001653	緊満（腹部）	31001653R		－／±／＋／＋＋
	○			31000502	疼痛（腹部）	31000502R		－／±／＋／＋＋
	○			31000929	腸蠕動音	31000929R		－／±／＋／＋＋
	○			31000954	排ガス	31000954R		－／±／＋／＋＋
	○			31000393	嘔気	31000393R		－／±／＋／＋＋
	○			31000948	嘔吐	31000948R		－／±／＋／＋＋
	○			31000400	不眠	31000400R		－／±／＋／＋＋
	○			31000405	不安	31000405R		－／±／＋／＋＋
	○			31000406	不安	31000406R		コメント

（3） 行　　　為

第1階層グループ名称	医療介入によって発生するケアニーズを充足するためのケア	手術および生体侵襲の強い検査・処置に起因する「合併症」の発生防止のためのケア	投与された薬剤による「有害事象」の発生防止のためのケア	行為名称管理番号	第2階層グループ名称	第3階層行為名称	第4階層行為名称
日常生活ケア	○	○		12000635	清潔ケア	入浴	
	○	○		12000636	清潔ケア	シャワー浴	
	○	○		12000637	清潔ケア	清拭	
	○	○		12000021	清潔ケア	歯磨き介助	
	○	○		12000022	清潔ケア	義歯洗浄	
	○	○		12000640	清潔ケア	爪切り	

第1階層グループ名称	医療介入によって発生するケアニーズを充足するためのケア	手術および生体侵襲の強い検査・処置に起因する「合併症」の発生防止のためのケア	投与された薬剤による「有害事象」の発生防止のためのケア	行為名称管理番号	第2階層グループ名称	第3階層行為名称	第4階層行為名称
日常生活ケア（つづき）	○			12000643	整容・更衣ケア	更衣	
	○			12000116	安全ケア	転倒防止ケア	
	○			12000663	安全ケア	転落防止ケア	
家族支援	○			12000696	家族への相談・助言	療養状況に関する情報提供	
	○			12000237	家族への相談・助言	療養状況に関する情報提供	患者の健康状態
	○			12000238	家族への相談・助言	療養状況に関する情報提供	介護者の状況
指導・教育	○			12000338	オリエンテーション	入院時オリエンテーション	
	○	○	○	12000329	オリエンテーション	術前オリエンテーション	
	○	○	○	12000701	医療的手技・処置の指導(在宅療養指導を含む)	術前訓練の指導 禁煙	
	○	○	○	12000702	医療的手技・処置の指導(在宅療養指導を含む)	術前訓練の指導 深呼吸	
	○	○	○	12000705	医療的手技・処置の指導(在宅療養指導を含む)	術前訓練の指導 咳嗽	
	○	○	○	12000704	医療的手技・処置の指導(在宅療養指導を含む)	術前訓練の指導 含嗽	
	○	○	○	12000706	医療的手技・処置の指導(在宅療養指導を含む)	術前訓練の指導 体位の変換	
	○	○		12000708	医療的手技・処置の指導(在宅療養指導を含む)	術前訓練の指導 床上排泄	
	○	○	○	12000258	医療的手技・処置の指導(在宅療養指導を含む)	疼痛時の対処の指導	
組織間調整	○			12000376	治療・検査に関係する意思決定支援	治療に関係する情報提供状況の確認	
	○			12000377	治療・検査に関係する意思決定支援	理解・納得状況の確認	
	○			12000378	治療・検査に関係する意思決定支援	IC同席	
	○			12000379	治療・検査に関係する意思決定支援	治療に関係する情報提供	
機器などの装着に伴うケア	○	○		12000398	挿入時管理 輸液ルート		
	○	○		12000446	留置時管理 輸液ルート		
	○	○		12000399	挿入時管理 胃管留置カテーテル		
	○	○		12000447	留置時管理 胃管留置カテーテル		
死者および遺族に対するケア							
その他							

1.2.2 急 性 期

(1) 検査・処置・治療

検査	通常，術後1日目には血算や生化学などの血液検査が行われる
	血液検査(血算，生化学)
	尿検査
治療	抜管後から十分な麻酔から覚醒するまで酸素投与が行われる
	静脈血栓予防のため，歩行できるようになるまで間欠的空気圧迫機器を使用する
	予防的抗生剤投与は，術後24時間後に投与して終了となる
	医師の指示により，輸液を継続する
	創部痛コントロールのため，硬膜外麻酔が挿入され(もしくは静脈投与)，持続的に麻薬の投与が行われる．一般的にPCA回路のあるものが使用され，患者自身での疼痛コントロールが行われる

(2) 観 察

大分類	疾患に起因する症状	手術および生体侵襲の強い検査・処置に起因する「合併症」	投与された薬剤による「有害事象」	観察名称管理番号	観察名称	結果管理番号	結果単位	結果
バイタルサイン	○	○	○	31001848	収縮期血圧	31001848R	mmHg	999
	○	○	○	31001849	拡張期血圧	31001849R	mmHg	999
	○	○	○	31001390	脈拍	31001390R	回/分	999
	○	○	○	31001368	体温	31001368R	℃	99.9
	○	○	○	31001369	呼吸数	31001369R	回/分	99
	○	○	○	31000001	SPO2	31000001R	%	999
INTAKE/OUTPUT		○	○	31000014	輸液量	31000014R	ml	99999.9
		○	○	31000018	INTAKE 合計	31000018R	ml	99999.9
	○	○	○	31000021	尿量	31000021R	ml	9999
	○	○		31000029	便回数	31000029R	回/日	99
	○	○		31000027	尿回数	31000027R	回/日	99
		○		31000294	出血量	31000294R	ml	9999
	○	○		31000072	ドレーン排液量(経鼻胃管)	31000072R	ml	9999
		○		31000257	ドレーン排液量(吻合部)	31000257R	ml	9999
		○		31002499	ドレーン排液量(横隔膜下)	31002499R	ml	9999
	○	○	○	31000041	嘔吐回数	31000041R	回/日	99
	○	○	○	31000040	嘔吐量	31000040R	ml	9999
	○	○	○	31000019	OUTPUT 合計	31000019R	ml	99999.9
自覚症状と系統機能別観察		○	○	31001657	意識評価(JCS)	31001657R		0／1／2／3／10／20／30／100／200／300
		○	○	31001620	意識評価(GCS-E)	31001620R		4／3／2／1
		○	○	31001621	意識評価(GCS-M)	31001621R		6／5／4／3／2／1
		○	○	31001622	意識評価(GCS-V)	31001622R		5／4／3／2／1
		○	○	31001623	意識評価(GCS-合計)	31001623R	計	99
		○	○	31001627	動きの左右差(胸郭)	31001627R		－／＋
		○	○	31001946	呼吸困難	31001946R		－／±／＋／＋＋
		○	○	31000541	呼吸音減弱	31000541R		－／±／＋／＋＋
		○	○	31000533	呼吸数の異常	31000533R		頻呼吸／徐呼吸／多呼吸／少呼吸
		○	○	31000535	呼吸リズム異常	31000535R		チェーンストークス呼吸／ビオー呼吸／クスマウル呼吸／シーソー呼吸
		○	○	31000534	呼吸の深さの異常	31000534R		過呼吸／無呼吸／浅呼吸／周期性呼吸
		○	○	31000525	努力呼吸	31000525R		－／±／＋／＋＋
		○	○	31001256	肺 AIR 入り	31001256R		－／±／＋／＋＋
		○	○	31001683	肺雑音(右)	31001683R		－／±／＋／＋＋
		○	○	31001684	肺雑音(左)	31001684R		－／±／＋／＋＋

第3部 / 1. がんの手術を受ける患者状態

大分類	疾患に起因する症状	手術および生体侵襲の強い検査・処置に起因する「合併症」	投与された薬剤による「有害事象」	観察名称管理番号	観察名称	結果管理番号	結果単位	結 果
自覚症状と系統機能別観察（つづき）		○	○	31001685	肺雑音(右上葉)	31001685R		−／±／＋／＋＋
		○	○	31001686	肺雑音(右中葉)	31001686R		−／±／＋／＋＋
		○	○	31001687	肺雑音(右下葉)	31001687R		−／±／＋／＋＋
		○	○	31001688	肺雑音(左上葉)	31001688R		−／±／＋／＋＋
		○	○	31001689	肺雑音(左下葉)	31001689R		−／±／＋／＋＋
		○		31000567	喀痰	31000567R		−／±／＋／＋＋
		○		31000568	痰喀出状況	31000568R		円滑／排痰困難
		○		31000569	痰粘稠度	31000569R		高／中／低
		○		31000570	痰性状	31000570R		粘稠／水様／泡沫様／血性／膿性／漿液性
		○		31000342	出血(創部)	31000342R		−／±／＋／＋＋
		○		31001662	浸出液性状(創部)	31001662R		暗血性／血性／淡血性／淡淡血性／漿液性／膿性
		○		31000421	創周囲熱感(腹部)	31000421R		−／±／＋／＋＋
		○		31002300	創周囲腫脹(腹部)	31002300R		−／±／＋／＋＋
	○	○	○	31000502	疼痛(腹部)	31000502R		−／±／＋／＋＋
		○		31001458	硬結(創周囲)	31001458R		−／±／＋／＋＋
	○	○	○	31001928	疼痛程度(VAS)	31001928R	cm	99.9
	○	○		31000073	ドレーン排液性状(経鼻胃管)	31000073R		血性／淡血性／淡淡血性／暗血性／漿液性／胆汁様／胃液様／膿性
	○	○		31000074	ドレーン排液性状(経鼻胃管)	31000074R		コメント
		○		31000258	ドレーン排液性状(吻合部)	31000258R		血性／淡血性／淡淡血性／暗血性／漿液性／胆汁様／胃液様／膿性
		○		31000259	ドレーン排液性状(吻合部)	31000259R		コメント
		○		31001722	体内留置管挿入長(経鼻胃管ドレーン)	31001722R	cm	99999.9
		○		31001723	体内留置管挿入長(経鼻胃管ドレーン)	31001723R		コメント
		○		31001840	体内留置管挿入長(吻合部ドレーン)	31001840R	cm	99999.9
		○		31001841	体内留置管挿入長(吻合部ドレーン)	31001841R		コメント
		○		31002497	体内留置管挿入長(横隔膜下ドレーン)	31002497R	cm	99999.9
		○		31002498	体内留置管挿入長(横隔膜下ドレーン)	31002498R		コメント
		○		31000374	出血(ドレーン挿入部)	31000374R		−／±／＋／＋＋
		○		31000455	発赤(ドレーン挿入部)	31000455R		−／±／＋／＋＋
		○		31001244	疼痛(ドレーン挿入部)	31001244R		−／±／＋／＋＋
		○		31002518	びらん(ドレーン挿入部)	31002518R		−／±／＋／＋＋
		○		31002519	びらん範囲(ドレーン挿入部)	31002519R	縦cm；横cm	999.9／999.9
	○	○	○	31000038	便性状	31000038R		普通便／硬便／軟便／泥状便／水様便／粘液便／脂肪性便／不消化便／胎便／タール便／血便／顆粒便
	○	○		31001651	膨満感(腹部)	31001651R		−／±／＋／＋＋
	○	○		31001653	緊満(腹部)	31001653R		−／±／＋／＋＋
	○	○		31000502	疼痛(腹部)	31000502R		−／±／＋／＋＋
	○	○		31000929	腸蠕動音	31000929R		−／±／＋／＋＋

1.2 胃がん(胃切除術) ／ 急性期

大分類	疾患に起因する症状	手術および生体侵襲の強い検査・処置に起因する「合併症」	投与された薬剤による「有害事象」	観察名称管理番号	観察名称	結果管理番号	結果単位	結果
自覚症状と系統機能別観察（つづき）	○	○		31000933	腸蠕動音(金属音)	31000933R		－／±／＋／＋＋
	○	○		31000954	排ガス	31000954R		－／±／＋／＋＋
	○	○	○	31000393	嘔気	31000393R		－／±／＋／＋＋
	○	○	○	31000948	嘔吐	31000948R		－／±／＋／＋＋
	○	○	○	31000407	眩暈	31000407R		－／±／＋／＋＋
	○	○	○	31001898	眩暈の種類	31001898R		回転性／浮動性／眼前暗黒感／動揺性
		○	○	31000463	しびれ(下肢)	31000463R		－／±／＋／＋＋
		○	○	31001584	知覚鈍麻(右下肢)	31001584R		－／±／＋／＋＋
		○	○	31001585	知覚鈍麻(左下肢)	31001585R		－／±／＋／＋＋
		○	○	31002123	可動性(左下肢)	31002123R		－／±／＋／＋＋
		○	○	31002124	可動性(右下肢)	31002124R		－／±／＋／＋＋
		○		31001406	疼痛(カテーテル挿入部)	31001406R		－／±／＋／＋＋
		○		31000448	発赤(カテーテル挿入部)	31000448R		－／±／＋／＋＋
		○		31001453	腫脹(カテーテル挿入部)	31001453R		－／±／＋／＋＋
		○		31002408	出血(カテーテル挿入部)	31002408R		－／±／＋／＋＋
	○	○	○	31000400	不眠	31000400R		－／±／＋／＋＋
		○	○	31001182	譫妄	31001182R		－／±／＋／＋＋
	○	○		31000405	不安	31000405R		±／＋／＋＋
	○	○		31000406	不安	31000406R		コメント

（3）行　為

第1階層グループ名称	医療介入によって発生するケアニーズを充足するためのケア	手術および生体侵襲の強い検査・処置に起因する「合併症」の発生防止のためのケア	投与された薬剤による「有害事象」の発生防止のためのケア	行為名称管理番号	第2階層グループ名称	第3階層行為名称	第4階層行為名称
日常生活ケア	○	○		12000637	清潔ケア	清拭	
	○	○		12000014	清潔ケア	清拭	全身
	○	○		12000015	清潔ケア	清拭	上半身
	○	○		12000016	清潔ケア	清拭	下半身
	○	○		12000017	清潔ケア	清拭	背部
	○	○		12001140	清潔ケア	清拭	全介助
	○	○		12001141	清潔ケア	清拭	部分介助
	○	○		12000018	清潔ケア	陰部洗浄	
	○	○	○	12000020	清潔ケア	口腔清拭	
	○	○	○	12001368	清潔ケア	口腔清拭	全介助
	○	○	○	12001369	清潔ケア	口腔清拭	部分介助
	○	○	○	12001370	清潔ケア	口腔清拭	継続的観察
	○	○	○	12001371	清潔ケア	口腔清拭	断続的観察
	○	○	○	12000023	清潔ケア	含漱	
	○	○	○	12001380	清潔ケア	含漱	全介助
	○	○	○	12001381	清潔ケア	含漱	部分介助
	○	○	○	12001382	清潔ケア	含漱	継続的観察
	○	○	○	12001383	清潔ケア	含漱	断続的観察
	○	○	○	12000021	清潔ケア	歯磨き介助	
	○	○	○	12001372	清潔ケア	歯磨き介助	全介助
	○	○	○	12001373	清潔ケア	歯磨き介助	部分介助
	○	○	○	12001374	清潔ケア	歯磨き介助	継続的観察
	○	○	○	12001375	清潔ケア	歯磨き介助	断続的観察
	○	○		12000638	清潔ケア	粘膜ケア	
	○	○		12000027	清潔ケア	粘膜ケア	鼻
	○	○		12000029	清潔ケア	粘膜ケア	口腔
	○	○		12000643	整容・更衣ケア	更衣	
	○	○		12000048	整容・更衣ケア	更衣	全介助
	○	○		12000049	整容・更衣ケア	更衣	部分介助

第1階層 グループ 名称	医療介入によって発生するケアニーズを充足するためのケア	手術および生体侵襲の強い検査・処置に起因する「合併症」の発生防止のためのケア	投与された薬剤による「有害事象」の発生防止のためのケア	行為名称 管理番号	第2階層 グループ名称	第3階層 行為名称	第4階層 行為名称
日常生活 ケア (つづき)	○	○		12000050	整容・更衣ケア	更衣	継続的観察
	○	○		12000051	整容・更衣ケア	更衣	断続的観察
	○		○	12000087	排泄ケア	オムツ交換	
	○		○	12001386	排泄ケア	オムツ交換	全介助
	○	○	○	12000116	安全ケア	転倒防止ケア	
	○	○	○	12000956	安全ケア	転倒防止ケア	低床ベッドへ交換
	○	○	○	12000957	安全ケア	転倒防止ケア	ナースコール機能の追加
	○	○	○	12000958	安全ケア	転倒防止ケア	監視用モニターカメラ観察
	○	○	○	12000959	安全ケア	転倒防止ケア	体動自動通知モニター観察
	○	○	○	12000960	安全ケア	転倒防止ケア	離床自動通知モニター観察
	○	○	○	12000962	安全ケア	転倒防止ケア	ベッド柵機能強化
	○	○	○	12000963	安全ケア	転倒防止ケア	ベッド柵確認
	○	○	○	12000964	安全ケア	転倒防止ケア	安全ベルト(肩)装着
	○	○	○	12000965	安全ケア	転倒防止ケア	安全ベルト(手)装着
	○	○	○	12000966	安全ケア	転倒防止ケア	安全ベルト(体幹)装着
	○	○	○	12000967	安全ケア	転倒防止ケア	安全ベルト(足)装着
	○	○	○	12000969	安全ケア	転倒防止ケア	付きそい
	○	○	○	12001155	安全ケア	転倒防止ケア	床材の調整
	○	○	○	12001156	安全ケア	転倒防止ケア	居室内の整頓
	○	○	○	12000663	安全ケア	転落防止ケア	
	○	○	○	12000664	安全ケア	転落防止ケア	ナースコール機能の追加
	○	○	○	12000118	安全ケア	転落防止ケア	低床ベッドへ交換
	○	○	○	12000970	安全ケア	転落防止ケア	監視用モニターカメラ観察
	○	○	○	12000971	安全ケア	転落防止ケア	体動自動通知モニター観察
	○	○	○	12000972	安全ケア	転落防止ケア	離床自動通知モニター観察
	○	○	○	12000119	安全ケア	転落防止ケア	ベッド柵確認
	○	○	○	12000974	安全ケア	転落防止ケア	ベッド柵機能強化
	○	○	○	12000975	安全ケア	転落防止ケア	安全ベルト(肩)装着
	○	○	○	12000976	安全ケア	転落防止ケア	安全ベルト(手)装着
	○	○	○	12000977	安全ケア	転落防止ケア	安全ベルト(体幹)装着
	○	○	○	12000978	安全ケア	転落防止ケア	安全ベルト(足)装着
	○	○	○	12000980	安全ケア	転落防止ケア	付きそい
	○	○	○	12001157	安全ケア	転落防止ケア	転落位置へのクッション材の設置
	○	○	○	12000128	安全ケア	自己抜去防止ケア	
	○	○	○	12001010	安全ケア	自己抜去防止ケア	所持品預かり
	○	○	○	12001011	安全ケア	自己抜去防止ケア	付きそい
	○	○	○	12001012	安全ケア	自己抜去防止ケア	監視用モニターカメラ観察
	○	○	○	12001013	安全ケア	自己抜去防止ケア	体動自動通知モニター観察
	○	○	○	12001014	安全ケア	自己抜去防止ケア	離床自動通知モニター観察
	○	○	○	12001016	安全ケア	自己抜去防止ケア	抑止用補助具装着(シーネ)
	○	○	○	12001017	安全ケア	自己抜去防止ケア	抑止用補助具装着(手袋)
	○	○	○	12001018	安全ケア	自己抜去防止ケア	抑止着着用
	○	○	○	12001019	安全ケア	自己抜去防止ケア	安全ベルト(肩)装着
	○	○	○	12001020	安全ケア	自己抜去防止ケア	安全ベルト(手)装着
	○	○	○	12001021	安全ケア	自己抜去防止ケア	安全ベルト(体幹)装着

1.2 胃がん（胃切除術） ／ 急性期

第1階層 グループ 名称	医療介入によって発生するケアニーズを充足するためのケア	手術および生体侵襲の強い検査・処置に起因する「合併症」の発生防止のためのケア	投与された薬剤による「有害事象」の発生防止のためのケア	行為名称 管理番号	第2階層 グループ名称	第3階層 行為名称	第4階層 行為名称
日常生活ケア（つづき）	○	○	○	12001022	安全ケア	自己抜去防止ケア	安全ベルト(足)装着
	○	○	○	12001390	起居動作支援	体位の変換	
	○	○	○	12001391	起居動作支援	体位の変換	全介助
	○	○	○	12001392	起居動作支援	体位の変換	部分介助
	○	○	○	12001393	起居動作支援	体位の変換	継続的観察
	○	○	○	12001394	起居動作支援	体位の変換	断続的観察
	○	○		12000657	移動ケア	移動介助	
	○	○		12000095	移動ケア	移動介助	全介助
	○	○		12000096	移動ケア	移動介助	部分介助
	○	○		12000097	移動ケア	移動介助	継続的観察
	○	○		12000098	移動ケア	移動介助	断続的観察
	○	○		12000658	移動ケア	移送	
	○	○		12000099	移動ケア	移送	ストレッチャー
	○		○	12000669	睡眠ケア	入眠を促す援助	
	○		○	12000134	睡眠ケア	入眠を促す援助	眠剤コントロール
	○		○	12000670	睡眠ケア	睡眠パターンの調整	
	○		○	12000141	睡眠ケア	睡眠パターンの調整	午睡を避ける
	○	○	○	12000671	苦痛の予防・軽減ケア	疼痛緩和	
	○	○	○	12000148	苦痛の予防・軽減ケア	疼痛緩和	薬剤
	○	○		12000681	呼吸ケア	気道の加湿	
	○	○		12000162	呼吸ケア	気道の加湿	超音波ネブライザー
	○	○		12000163	呼吸ケア	気道の加湿	ネブライザー
	○	○		12000164	呼吸ケア	気道の加湿	インスピロンネブライザー
	○	○		12000165	呼吸ケア	気道の加湿	MDI(定量噴霧式吸入器)
	○	○		12001161	呼吸ケア	気道の加湿	口腔・鼻粘膜の保湿
	○	○	○	12000682	呼吸ケア	気道の加湿(薬剤)	
	○	○	○	12000166	呼吸ケア	気道の加湿(薬剤)	超音波ネブライザー
	○	○	○	12000167	呼吸ケア	気道の加湿(薬剤)	ネブライザー
	○	○	○	12000168	呼吸ケア	気道の加湿(薬剤)	インスピロンネブライザー
	○	○	○	12000169	呼吸ケア	気道の加湿(薬剤)	MDI(定量噴霧式吸入器)
	○	○	○	12000171	呼吸ケア	排痰	
	○	○	○	12000172	呼吸ケア	経鼻吸引	
	○	○	○	12000173	呼吸ケア	経口吸引	
	○	○	○	12000174	呼吸ケア	気管内吸引	
	○	○	○	12000684	呼吸ケア	酸素吸入	
	○	○	○	12000178	呼吸ケア	酸素吸入	鼻カニューレ
	○	○	○	12000179	呼吸ケア	酸素吸入	マスク
	○	○	○	12000180	呼吸ケア	酸素吸入	酸素テント
	○	○		12000685	循環ケア	血栓の予防	
	○	○		12000183	循環ケア	血栓の予防	弾性ストッキングの使用
家族支援	○			12000696	家族への相談・助言	療養状況に関する情報提供	
	○			12000237	家族への相談・助言	療養状況に関する情報提供	患者の健康状態
	○			12000238	家族への相談・助言	療養状況に関する情報提供	介護者の状況
指導・教育	○	○	○	12000258	医療的手技・処置の指導(在宅療養指導を含む)	疼痛時の対処の指導	
	○	○	○	12000297	医療的手技・処置の指導(在宅療養指導を含む)	呼吸管理の指導	呼吸訓練

第1階層グループ名称	医療介入によって発生するケアニーズを充足するためのケア	手術および生体侵襲の強い検査・処置に起因する「合併症」の発生防止のためのケア	投与された薬剤による「有害事象」の発生防止のためのケア	行為名称管理番号	第2階層グループ名称	第3階層行為名称	第4階層行為名称
指導・教育（つづき）	○	○	○	12000866	ADLの自立支援	床上リハビリテーション	
	○	○		12000358	ADLの自立支援	歩行訓練	
	○	○		12000875	ADLの自立支援	歩行訓練	松葉杖
	○	○		12000876	ADLの自立支援	歩行訓練	歩行器
	○	○		12000877	ADLの自立支援	歩行訓練	杖
	○	○		12000878	ADLの自立支援	歩行訓練	補助具なし
	○	○		12001660	ADLの自立支援	歩行訓練	患者への指導
	○	○		12001661	ADLの自立支援	歩行訓練	家族，親族への指導
組織間調整	○			12000376	治療・検査に関係する意思決定支援	治療に関係する情報提供状況の確認	
	○			12000377	治療・検査に関係する意思決定支援	理解・納得状況の確認	
	○			12000378	治療・検査に関係する意思決定支援	IC同席	
	○			12000379	治療・検査に関係する意思決定支援	治療に関係する情報提供	
機器などの装着に伴うケア	○	○		12001055	ME機器	ME機器作動状態の確認	間欠的空気圧迫器
	○	○		12001054	ME機器	ME機器作動状態の確認	低圧持続吸引器
	○	○		12001060	ME機器	ME機器作動状態の確認	酸素流量計
	○	○		12001049	ME機器	ME機器作動状態の確認	サチュレーションモニター
	○	○		12000446	その他の医療機器・医療用物品	留置時管理 輸液ルート	輸液ルート
	○	○		12000399	その他の医療機器・医療用物品	挿入時管理	胃管留置カテーテル
	○	○		12000447	その他の医療機器・医療用物品	留置時管理	胃管留置カテーテル
	○	○		12000497	その他の医療機器・医療用物品	留置時管理	尿道留置カテーテル
	○	○		12001436	その他の医療機器・医療用物品	留置時管理	硬膜外留置カテーテル
	○	○		12001494	その他の医療機器・医療用物品	留置時管理	横隔膜下ドレーン
	○	○		12000492	その他の医療機器・医療用物品	留置時管理	吻合部ドレーン
	○	○		12000935	その他の医療機器・医療用物品	排液	胃管留置カテーテル
	○	○		12000936	その他の医療機器・医療用物品	排液	ハルンバッグ
	○	○		12000937	その他の医療機器・医療用物品	排液	腹腔ドレナージバッグ
	○	○		12000589	その他の医療機器・医療用物品	装着中のケア	固定の安全管理
	○	○		12000590	その他の医療機器・医療用物品	装着中のケア	固定部位の皮膚ケア
	○	○		12000543	その他の医療機器・医療用物品	抜去時管理	胃管留置カテーテル
	○	○		12000545	その他の医療機器・医療用物品	抜去時管理	尿道留置カテーテル
死者および遺族に対するケア							
その他							

1.2.3 回復期

(1) 検査・処置・治療

検査	全摘術では透視検査を行うこともある
	適宜,血液検査,腹部レントゲン
治療	食事開始(重湯から始まり,徐々にステップアップしていく)
	十分な経口摂取が可能となると,輸液終了
	食事開始後,問題なければドレーン抜去
	術後7日頃,抜糸(感染創では開放創となる)
	栄養指導(胃切除後の適切な食事摂取方法,ダンピングの対応など)

(2) 観察

大分類	疾患に起因する症状	手術および生体侵襲の強い検査・処置に起因する「合併症」	投与された薬剤による「有害事象」	観察名称管理番号	観察名称	結果管理番号	結果単位	結果
バイタルサイン	○	○	○	31001848	収縮期血圧	31001848R	mmHg	999
	○	○	○	31001849	拡張期血圧	31001849R	mmHg	999
	○	○	○	31001390	脈拍	31001390R	回/分	999
	○	○	○	31001368	体温	31001368R	℃	99.9
	○	○	○	31001369	呼吸数	31001369R	回/分	99
INTAKE/OUTPUT	○	○	○	31000018	INTAKE 合計	31000018R	ml	99999.9
	○	○		31000010	飲水量(食事)	31000010R	ml	9999
	○	○		31000011	飲水量(食事外)	31000011R	ml	9999
		○		31001630	食事摂取量(主食)	31001630R		全量/ほぼ全量/半量/少量/摂取なし
		○		31001631	食事摂取量(副食)	31001631R		全量/ほぼ全量/半量/少量/摂取なし
	○	○	○	31000021	尿量	31000021R	ml	9999
	○	○		31000029	便回数	31000029R	回/日	99
	○	○		31000027	尿回数	31000027R	回/日	99
	○	○		31000041	嘔吐回数	31000041R	回/日	99
	○	○		31000040	嘔吐量	31000040R	ml	9999
	○	○	○	31000019	OUTPUT 合計	31000019R	ml	99999.9
自覚症状と系統機能別観察		○		31001662	浸出液性状(創部)	31001662R		暗血性/血性/淡血性/淡淡血性/漿液性/膿性
		○		31000421	創周囲熱感(腹部)	31000421R		-/±/+/++
		○		31002300	創周囲腫脹(腹部)	31002300R		-/±/+/++
	○	○	○	31000502	疼痛(腹部)	31000502R		-/±/+/++
		○		31001458	硬結(創周囲)	31001458R		-/±/+/++
	○	○		31001928	疼痛程度(VAS)	31001928R	cm	99.9
		○		31000038	便性状	31000038R		普通便/硬便/軟便/泥状便/水様便/粘液便/脂肪性便/不消化便/胎便/タール便/血便/顆粒便
	○	○		31000336	便色	31000336R		血便/鮮血便/タール便/灰白色便/黄土色便/黄色/緑黄色/緑色/暗赤色/茶色/白色/黒色
	○	○		31001651	膨満感(腹部)	31001651R		-/±/+/++
	○	○		31001653	緊満(腹部)	31001653R		-/±/+/++
	○	○		31000502	疼痛(腹部)	31000502R		-/±/+/++
	○	○		31000424	食欲	31000424R		-/±/+
		○		31000960	ダンピング症状	31000960R		-/+
	○	○		31000929	腸蠕動音	31000929R		-/±/+/++
	○	○		31000933	腸蠕動音(金属音)	31000933R		-/±/+/++
	○	○		31000954	排ガス	31000954R		-/±/+/++
		○		31001343	排尿障害	31001343R		-/+
		○		31001138	排尿障害(排出障害)	31001138R		尿閉/排尿困難/残尿
		○		31001139	排尿障害(蓄尿障害)	31001139R		頻尿/失禁

大分類	疾患に起因する症状	手術および生体侵襲の強い検査・処置に起因する「合併症」	投与された薬剤による「有害事象」	観察名称管理番号	観察名称	結果管理番号	結果単位	結果
自覚症状と系統機能別観察（つづき）	○	○	○	31000393	嘔気	31000393R		−／±／＋／＋＋
	○	○	○	31000948	嘔吐	31000948R		−／±／＋／＋＋
	○	○	○	31000400	不眠	31000400R		−／±／＋／＋＋
	○	○	○	31001182	譫妄	31001182R		−／±／＋／＋＋
	○	○		31000405	不安	31000405R		−／±／＋／＋＋
	○	○		31000406	不安	31000406R		コメント

（3）行為

第1階層グループ名称	医療介入によって発生するケアニーズを充足するためのケア	手術および生体侵襲の強い検査・処置に起因する「合併症」の発生防止のためのケア	投与された薬剤による「有害事象」の発生防止のためのケア	行為名称管理番号	第2階層グループ名称	第3階層行為名称	第4階層行為名称
日常生活ケア	○	○		12000635	清潔ケア	入浴	
	○	○		12000637	清潔ケア	清拭	
	○	○		12000018	清潔ケア	陰部洗浄	
	○	○		12000008	清潔ケア	シャワー浴	
	○	○		12000021	清潔ケア	歯磨き介助	
	○	○		12000022	清潔ケア	義歯洗浄	
	○	○		12001379	清潔ケア	義歯洗浄	断続的観察
	○	○		12000643	整容・更衣ケア	更衣	
	○	○		12000116	安全ケア	転倒防止ケア	
	○	○		12000663	安全ケア	転落防止ケア	
	○	○	○	12000660	移動ケア	歩行介助	
	○	○	○	12000669	睡眠ケア	入眠を促す援助	
	○	○	○	12000134	睡眠ケア	入眠を促す援助	眠剤コントロール
	○	○	○	12000135	睡眠ケア	入眠を促す援助	マッサージ
	○	○	○	12000136	睡眠ケア	入眠を促す援助	足浴法
	○	○	○	12000137	睡眠ケア	入眠を促す援助	不安に関する会話
	○	○	○	12000138	睡眠ケア	入眠を促す援助	付きそい
	○	○	○	12000670	睡眠ケア	睡眠パターンの調整	
	○	○	○	12000141	睡眠ケア	睡眠パターンの調整	午睡を避ける
	○	○	○	12000671	苦痛の予防・軽減ケア	疼痛緩和	
	○	○	○	12000148	苦痛の予防・軽減ケア	疼痛緩和	薬剤
家族支援	○			12000234	家族への相談・助言	療養状況に関する情報収集	患者の生活状況
	○			12000241	家族への相談・助言	療養方法に関する情報提供	社会資源に関する情報
指導・教育	○			12000726	医療的手技・処置の指導（在宅療養指導を含む）	食事指導	
	○	○		12000366	生活指導	退院後の生活に対する指導	
	○	○		12000696	家族への相談・助言	療養状況に関する情報提供	
	○	○		12000237	家族への相談・助言	療養状況に関する情報提供	患者の健康状態
	○	○		12000238	家族への相談・助言	療養状況に関する情報提供	介護者の状況
	○		○	12000343	生活に適した薬の服用の教育・プランニング	薬の必要性に関する教育	
	○		○	12001627	生活に適した薬の服用の教育・プランニング	薬の必要性に関する教育	患者への指導
	○		○	12001628	生活に適した薬の服用の教育・プランニング	薬の必要性に関する教育	家族，親族への指導

第1階層グループ名称	医療介入によって発生するケアニーズを充足するためのケア	手術および生体侵襲の強い検査・処置に起因する「合併症」の発生防止のためのケア	投与された薬剤による「有害事象」の発生防止のためのケア	行為名称管理番号	第2階層グループ名称	第3階層行為名称	第4階層行為名称
指導・教育（つづき）	○		○	12000344	生活に適した薬の服用の教育・プランニング	薬の効用に関する指導	
	○		○	12001629	生活に適した薬の服用の教育・プランニング	薬の効用に関する指導	患者への指導
	○		○	12001630	生活に適した薬の服用の教育・プランニング	薬の効用に関する指導	家族，親族への指導
	○		○	12000345	生活に適した薬の服用の教育・プランニング	薬の副作用出現時の指導	
	○		○	12001631	生活に適した薬の服用の教育・プランニング	薬の副作用出現時の指導	患者への指導
	○		○	12001632	生活に適した薬の服用の教育・プランニング	薬の副作用出現時の指導	家族，親族への指導
	○		○	12000346	生活に適した薬の服用の教育・プランニング	薬の自己管理（量・服用時間）	
	○		○	12001633	生活に適した薬の服用の教育・プランニング	薬の自己管理（量・服用時間）	患者への指導
	○		○	12001634	生活に適した薬の服用の教育・プランニング	薬の自己管理（量・服用時間）	家族，親族への指導
	○	○		12000866	ADLの自立支援	床上リハビリテーション	
	○	○		12000358	ADLの自立支援	歩行訓練	
	○	○		12001660	ADLの自立支援	歩行訓練	患者への指導
	○	○		12001661	ADLの自立支援	歩行訓練	家族，親族への指導
組織間調整	○			12000376	治療・検査に関係する意思決定支援	治療に関係する情報提供状況の確認	
	○			12000377	治療・検査に関係する意思決定支援	理解・納得状況の確認	
	○			12000378	治療・検査に関係する意思決定支援	IC同席	
	○			12000379	治療・検査に関係する意思決定支援	治療に関係する情報提供	
	○			12000384	退院時の調整	社会資源活用のための調整	
	○			12000385	退院時の調整	患者および家族との調整	
	○	○		12000908	他職種からのケア・指導を受けるための調整	栄養士へのコンサルテーション依頼	
	○	○	○	12000913	他職種からのケア・指導を受けるための調整	薬剤師へのコンサルテーション依頼	
	○			12000915	社会資源の利用	医療連携室の紹介	
機器などの装着に伴うケア	○	○		12000542	その他の医療機器・医療用物品	抜去時管理	輸液ルート
	○	○		12001510	その他の医療機器・医療用物品	抜去時管理	横隔膜下ドレーン
	○	○		12000588	その他の医療機器・医療用物品	抜去時管理	吻合部ドレーン
	○	○		12001438	その他の医療機器・医療用物品	抜去時管理	硬膜外留置カテーテル
死者および遺族に対するケア							
その他	○			12000949	必要とするケアの査定	清潔ケア方法の査定	
	○			12000617	必要とするケアの査定	清潔ケア方法の査定	方法の選択

第1階層グループ名称	医療介入によって発生するケアニーズを充足するためのケア	手術および生体侵襲の強い検査・処置に起因する「合併症」の発生防止のためのケア	投与された薬剤による「有害事象」の発生防止のためのケア	行為名称管理番号	第2階層グループ名称	第3階層行為名称	第4階層行為名称
その他（つづき）	○			12000618	必要とするケアの査定	清潔ケア方法の査定	実施者の選択
	○			12000619	必要とするケアの査定	清潔ケア方法の査定	物品の選択
	○			12000950	必要とするケアの査定	整容・更衣ケア方法の査定	
	○			12000620	必要とするケアの査定	整容・更衣ケア方法の査定	方法の選択
	○			12000621	必要とするケアの査定	整容・更衣ケア方法の査定	実施者の選択
	○			12000622	必要とするケアの査定	整容・更衣ケア方法の査定	物品の選択
	○			12000623	必要とするケアの査定	整容・更衣ケア方法の査定	衣類の選択
	○			12000951	必要とするケアの査定	栄養・食事ケア方法の査定	
	○			12000624	必要とするケアの査定	栄養・食事ケア方法の査定	方法の選択
	○			12000625	必要とするケアの査定	栄養・食事ケア方法の査定	経路の選択
	○			12000626	必要とするケアの査定	栄養・食事ケア方法の査定	実施者の選択
	○			12000627	必要とするケアの査定	栄養・食事ケア方法の査定	用具の選択
	○			12001366	必要とするケアの査定	栄養・食事ケア方法の査定	経管栄養剤の選択
	○			12001367	必要とするケアの査定	栄養・食事ケア方法の査定	補助食品の選択
	○			12000952	必要とするケアの査定	排泄ケア方法の査定	
	○			12000628	必要とするケアの査定	排泄ケア方法の査定	方法の選択
	○			12000629	必要とするケアの査定	排泄ケア方法の査定	実施者の選択
	○			12000630	必要とするケアの査定	排泄ケア方法の査定	頻度の決定
	○			12000631	必要とするケアの査定	排泄ケア方法の査定	用具の選択
	○			12000953	必要とするケアの査定	移動ケア方法の査定	
	○			12000632	必要とするケアの査定	移動ケア方法の査定	方法の選択
	○			12000633	必要とするケアの査定	移動ケア方法の査定	実施者の選択
	○			12000634	必要とするケアの査定	移動ケア方法の査定	用具の選択

2. がん以外の手術を受ける患者状態

2.1 虫垂炎切除術
2.1.1 術前

(1) 検査・処置・治療

検査	血液検査(血算,生化学,出血凝固系)
	尿検査(子宮外妊娠の可能性否定も含む)
	X線検査
	腹部超音波検査
	CT検査
	心電図
治療	症例に応じて除毛
	輸液,および薬物投与ルートとして静脈ラインの確保
	症例に応じて尿道カテーテル留置
	症例に応じて誤嚥防止のため術前より経鼻胃管の挿入
	医師の指示にて,下剤,浣腸,眠剤,麻酔薬投与
	術当日絶飲食

(2) 観察

大分類	疾患に起因する症状	手術および生体侵襲の強い検査・処置に起因する「合併症」	投与された薬剤による「有害事象」	観察名称管理番号	観察名称	結果管理番号	結果単位	結果
バイタルサイン	○		○	31001848	収縮期血圧	31001848R	mmHg	999
	○		○	31001849	拡張期血圧	31001849R	mmHg	999
	○		○	31001390	脈拍	31001390R	回/分	999
	○		○	31001368	体温	31001368R	℃	99.9
	○		○	31001369	呼吸数	31001369R	回/分	99
	○		○	31000001	SPO2	31000001R	%	999
INTAKE/OUTPUT	○		○	31000014	輸液量	31000014R	ml	99999.9
	○		○	31000018	INTAKE合計	31000018R	ml	99999.9
	○		○	31000021	尿量	31000021R	ml	9999
	○		○	31000029	便回数	31000029R	回/日	99
	○		○	31000027	尿回数	31000027R	回/日	99
	○		○	31000041	嘔吐回数	31000041R	回/日	99
	○		○	31000040	嘔吐量	31000040R	ml	9999
	○		○	31000019	OUTPUT合計	31000019R	ml	99999.9
	○		○	31001657	意識評価(JCS)	31001657R		4／3／2／1
	○			31000502	疼痛(腹部)	31000502R		－／±／＋／＋＋
	○			31001928	疼痛程度(VAS)	31001928R	cm	99.9
	○			31000038	便性状	31000038R		普通便／硬便／軟便／泥状便／水様便／粘液便／脂肪性便／不消化便／胎便／タール便／血便／顆粒便
	○			31000310	尿比重	31000310R		9.999
	○			31001651	膨満感(腹部)	31001651R		－／±／＋／＋＋
	○			31001653	緊満(腹部)	31001653R		－／±／＋／＋＋
	○			31000502	疼痛(腹部)	31000502R		－／±／＋／＋＋
	○			31000929	腸蠕動音	31000929R		－／±／＋／＋＋
	○			31000933	腸蠕動音(金属音)	31000933R		－／±／＋／＋＋
	○			31000954	排ガス	31000954R		－／±／＋／＋＋
	○			31000393	嘔気	31000393R		－／±／＋／＋＋
	○			31000948	嘔吐	31000948R		－／±／＋／＋＋
				31000410	顔色	31000410R		良／不良／紅潮／蒼白
				31000545	冷汗	31000545R		－／±／＋／＋＋
	○		○	31000400	不眠	31000400R		－／±／＋／＋＋
	○			31000405	不安	31000405R		±／＋／＋＋
	○			31000406	不安	31000406R		コメント
	○	○		31000073	ドレーン排液性状(経鼻胃管)	31000073R		血性／淡性／淡淡血性／暗血性／漿液性／胆汁様／胃液様／膿性

(3) 行為

第1階層グループ名称	医療介入によって発生するケアニーズを充足するためのケア	手術および生体侵襲の強い検査・処置に起因する「合併症」の発生防止のためのケア	投与された薬剤による「有害事象」の発生防止のためのケア	行為名称管理番号	第2階層グループ名称	第3階層行為名称	第4階層行為名称
日常生活ケア	○			12000637	清潔ケア	清拭	
	○			12000014	清潔ケア	清拭	全身
	○			12000015	清潔ケア	清拭	上半身
	○			12000016	清潔ケア	清拭	下半身
	○			12000017	清潔ケア	清拭	背部
	○			12001140	清潔ケア	清拭	全介助
	○			12001141	清潔ケア	清拭	部分介助
	○			12000018	清潔ケア	陰部洗浄	
	○			12000020	清潔ケア	口腔清拭	
	○			12001368	清潔ケア	口腔清拭	全介助
	○			12001369	清潔ケア	口腔清拭	部分介助
	○			12001370	清潔ケア	口腔清拭	継続的観察
	○			12001371	清潔ケア	口腔清拭	断続的観察
	○			12000023	清潔ケア	含漱	
	○			12001380	清潔ケア	含漱	全介助
	○			12001381	清潔ケア	含漱	部分介助
	○			12001382	清潔ケア	含漱	継続的観察
	○			12001383	清潔ケア	含漱	断続的観察
	○			12000021	清潔ケア	歯磨き介助	
	○			12001372	清潔ケア	歯磨き介助	全介助
	○			12001373	清潔ケア	歯磨き介助	部分介助
	○			12001374	清潔ケア	歯磨き介助	継続的観察
	○			12001375	清潔ケア	歯磨き介助	断続的観察
	○			12000638	清潔ケア	粘膜ケア	
	○			12000027	清潔ケア	粘膜ケア	鼻
	○			12000029	清潔ケア	粘膜ケア	口腔
	○			12000643	整容・更衣ケア	更衣	
	○			12000048	整容・更衣ケア	更衣	全介助
	○			12000049	整容・更衣ケア	更衣	部分介助
	○			12000050	整容・更衣ケア	更衣	継続的観察
	○			12000051	整容・更衣ケア	更衣	断続的観察
	○		○	12000116	安全ケア	転倒防止ケア	
			○	12000956	安全ケア	転倒防止ケア	低床ベッドへ交換
			○	12000957	安全ケア	転倒防止ケア	ナースコール機能の追加
				12000958	安全ケア	転倒防止ケア	監視用モニターカメラ観察
	○		○	12000959	安全ケア	転倒防止ケア	体動自動通知モニター観察
	○		○	12000960	安全ケア	転倒防止ケア	離床自動通知モニター観察
				12000961	安全ケア	転倒防止ケア	徘徊自動通知モニター観察
	○		○	12000962	安全ケア	転倒防止ケア	ベッド柵機能強化
	○		○	12000963	安全ケア	転倒防止ケア	ベッド柵確認
	○		○	12000964	安全ケア	転倒防止ケア	安全ベルト(肩)装着
	○		○	12000965	安全ケア	転倒防止ケア	安全ベルト(手)装着
	○		○	12000966	安全ケア	転倒防止ケア	安全ベルト(体幹)装着
	○		○	12000967	安全ケア	転倒防止ケア	安全ベルト(足)装着
	○		○	12000968	安全ケア	転倒防止ケア	車椅子安全ベルト装着
	○		○	12000969	安全ケア	転倒防止ケア	付きそい
	○		○	12001155	安全ケア	転倒防止ケア	床材の調整
	○		○	12001156	安全ケア	転倒防止ケア	居室内の整頓
	○		○	12000663	安全ケア	転落防止ケア	
			○	12000664	安全ケア	転落防止ケア	ナースコール機能の追加
	○		○	12000118	安全ケア	転落防止ケア	低床ベッドへ交換

第1階層グループ名称	医療介入によって発生するケアニーズを充足するためのケア	手術および生体侵襲の強い検査・処置に起因する「合併症」の発生防止のためのケア	投与された薬剤による「有害事象」の発生防止のためのケア	行為名称管理番号	第2階層グループ名称	第3階層行為名称	第4階層行為名称
日常生活ケア（つづき）	○		○	12000970	安全ケア	転落防止ケア	監視用モニターカメラ観察
	○		○	12000971	安全ケア	転落防止ケア	体動自動通知モニター観察
	○		○	12000972	安全ケア	転落防止ケア	離床自動通知モニター観察
	○		○	12000973	安全ケア	転落防止ケア	徘徊自動通知モニター観察
	○		○	12000119	安全ケア	転落防止ケア	ベッド柵確認
	○		○	12000974	安全ケア	転落防止ケア	ベッド柵機能強化
	○		○	12000975	安全ケア	転落防止ケア	安全ベルト（肩）装着
	○		○	12000976	安全ケア	転落防止ケア	安全ベルト（手）装着
	○		○	12000977	安全ケア	転落防止ケア	安全ベルト（体幹）装着
	○		○	12000978	安全ケア	転落防止ケア	安全ベルト（足）装着
	○		○	12000979	安全ケア	転落防止ケア	車椅子安全ベルト装着
	○		○	12000980	安全ケア	転落防止ケア	付きそい
	○		○	12001157	安全ケア	転落防止ケア	転落位置へのクッション材の設置
	○	○	○	12000128	安全ケア	自己抜去防止ケア	
	○	○	○	12001010	安全ケア	自己抜去防止ケア	所持品預かり
	○	○	○	12001011	安全ケア	自己抜去防止ケア	付きそい
	○	○	○	12001012	安全ケア	自己抜去防止ケア	監視用モニターカメラ観察
	○	○	○	12001013	安全ケア	自己抜去防止ケア	体動自動通知モニター観察
	○	○	○	12001014	安全ケア	自己抜去防止ケア	離床自動通知モニター観察
	○	○	○	12001015	安全ケア	自己抜去防止ケア	徘徊自動通知モニター観察
	○	○	○	12001016	安全ケア	自己抜去防止ケア	抑止用補助具装着（シーネ）
	○	○	○	12001017	安全ケア	自己抜去防止ケア	抑止用補助具装着（手袋）
	○	○	○	12001018	安全ケア	自己抜去防止ケア	抑止着着用
	○	○	○	12001019	安全ケア	自己抜去防止ケア	安全ベルト（肩）装着
	○	○	○	12001020	安全ケア	自己抜去防止ケア	安全ベルト（手）装着
	○	○	○	12001021	安全ケア	自己抜去防止ケア	安全ベルト（体幹）装着
	○	○	○	12001022	安全ケア	自己抜去防止ケア	安全ベルト（足）装着
	○	○	○	12001023	安全ケア	自己抜去防止ケア	車椅子安全ベルト装着
	○		○	12001390	起居動作支援	体位の変換	
	○		○	12001391	起居動作支援	体位の変換	全介助
	○		○	12001392	起居動作支援	体位の変換	部分介助
	○		○	12001393	起居動作支援	体位の変換	継続的観察
	○		○	12001394	起居動作支援	体位の変換	断続的観察
	○		○	12000657	移動ケア	移動介助	
	○		○	12000095	移動ケア	移動介助	全介助
	○		○	12000096	移動ケア	移動介助	部分介助
	○		○	12000097	移動ケア	移動介助	継続的観察
	○		○	12000098	移動ケア	移動介助	断続的観察
	○		○	12000658	移動ケア	移送	
	○		○	12000099	移動ケア	移送	ストレッチャー
	○		○	12000100	移動ケア	移送	車椅子
	○		○	12000660	移動ケア	歩行介助	
	○		○	12000104	移動ケア	歩行介助	全介助
	○		○	12000105	移動ケア	歩行介助	部分介助
	○		○	12000106	移動ケア	歩行介助	継続的観察
	○		○	12000107	移動ケア	歩行介助	断続的観察

第1階層 グループ 名称	医療介入によって発生するケアニーズを充足するためのケア	手術および生体侵襲の強い検査・処置に起因する「合併症」の発生防止のためのケア	投与された薬剤による「有害事象」の発生防止のためのケア	行為名称 管理番号	第2階層 グループ名称	第3階層 行為名称	第4階層 行為名称
日常生活 ケア (つづき)	○		○	12000661	移動ケア	歩行介助(杖)	
	○		○	12000108	移動ケア	歩行介助(杖)	全介助
	○		○	12000109	移動ケア	歩行介助(杖)	部分介助
	○		○	12000110	移動ケア	歩行介助(杖)	継続的観察
	○		○	12000111	移動ケア	歩行介助(杖)	断続的観察
	○		○	12000662	移動ケア	歩行介助(歩行器)	
	○		○	12000112	移動ケア	歩行介助(歩行器)	全介助
	○		○	12000113	移動ケア	歩行介助(歩行器)	部分介助
	○		○	12000114	移動ケア	歩行介助(歩行器)	継続的観察
	○		○	12000115	移動ケア	歩行介助(歩行器)	断続的観察
	○			12000669	睡眠ケア	入眠を促す援助	
	○			12000134	睡眠ケア	入眠を促す援助	眠剤コントロール
	○			12000670	睡眠ケア	睡眠パターンの調整	
	○			12000141	睡眠ケア	睡眠パターンの調整	午睡を避ける
	○	○		12000671	苦痛の予防・軽減ケア	疼痛緩和	
	○	○		12000148	苦痛の予防・軽減ケア	疼痛緩和	薬剤
家族支援	○			12000696	家族への相談・助言	療養状況に関する情報提供	
	○			12000237	家族への相談・助言	療養状況に関する情報提供	患者の健康状態
	○			12000238	家族への相談・助言	療養状況に関する情報提供	介護者の状況
指導・教育	○	○		12000258	医療的手技・処置の指導(在宅療養指導を含む)	疼痛時の対処の指導	
	○	○		12000297	医療的手技・処置の指導(在宅療養指導を含む)	呼吸管理の指導	呼吸訓練
組織間調整	○			12000376	治療・検査に関係する意思決定支援	治療に関係する情報提供状況の確認	
	○			12000377	治療・検査に関係する意思決定支援	理解・納得状況の確認	
	○			12000378	治療・検査に関係する意思決定支援	IC同席	
	○			12000379	治療・検査に関係する意思決定支援	治療に関係する情報提供	
機器などの装着に伴うケア	○	○		12001048	ME機器	ME機器作動状態の確認	心電図モニター
	○	○		12001060	ME機器	ME機器作動状態の確認	酸素流量計
	○	○		12001049	ME機器	ME機器作動状態の確認	サチュレーションモニター
	○	○		12000446	その他の医療機器・医療用物品	留置時管理　輸液ルート	輸液ルート
	○	○		12000399	その他の医療機器・医療用物品	挿入時管理	胃管留置カテーテル
	○	○		12000447	その他の医療機器・医療用物品	留置時管理	胃管留置カテーテル
		○		12000401	その他の医療機器・医療用物品	挿入時管理	尿道留置カテーテル
		○		12000449	その他の医療機器・医療用物品	留置時管理	尿道留置カテーテル
	○	○		12000935	その他の医療機器・医療用物品	排液	胃管留置カテーテル
	○	○		12000936	その他の医療機器・医療用物品	排液	ハルンバッグ
	○	○		12000589	その他の医療機器・医療用物品	装着中のケア	固定の安全管理

第1階層 グループ 名称	医療介入によって発生するケアニーズを充足するためのケア	手術および生体侵襲の強い検査・処置に起因する「合併症」の発生防止のためのケア	投与された薬剤による「有害事象」の発生防止のためのケア	行為名称 管理番号	第2階層 グループ名称	第3階層 行為名称	第4階層 行為名称
機器などの装着に伴うケア（つづき）	○	○		12000590	その他の医療機器・医療用物品	装着中のケア	固定部位の皮膚ケア
死者および遺族に対するケア							
その他							

2.1.2 急性期

(1) 検査・処置・治療

検査	血液検査(血算, 生化学)
	細菌培養検査(ドレーン排液)
	X線検査
治療	全身麻酔の場合, 抜管後, 十分に麻酔から覚醒するまで酸素投与
	創処置
	輸液, 抗生剤投与

(2) 観察

大分類	疾患に起因する症状	手術および生体侵襲の強い検査・処置に起因する「合併症」	投与された薬剤による「有害事象」	観察名称管理番号	観察名称	結果管理番号	結果単位	結果
バイタルサイン		○	○	31001848	収縮期血圧	31001848R	mmHg	999
		○	○	31001849	拡張期血圧	31001849R	mmHg	999
		○	○	31001390	脈拍	31001390R	回/分	999
		○	○	31001368	体温	31001368R	℃	99.9
		○	○	31001369	呼吸数	31001369R	回/分	99
		○	○	31000001	SPO2	31000001R	%	999
INTAKE/OUTPUT		○	○	31000014	輸液量	31000014R	ml	99999.9
		○	○	31000018	INTAKE 合計	31000018R	ml	99999.9
		○	○	31000021	尿量	31000021R	ml	9999
		○	○	31000029	便回数	31000029R	回/日	99
		○	○	31000027	尿回数	31000027R	回/日	99
		○	○	31000294	出血量	31000294R	ml	9999
		○		31000257	ドレーン排液量(吻合部)	31000257R	ml	9999
		○	○	31000041	嘔吐回数	31000041R	回/日	99
		○	○	31000040	嘔吐量	31000040R	ml	9999
		○	○	31000019	OUTPUT 合計	31000019R	ml	99999.9
自覚症状と系統機能別観察		○	○	31001657	意識評価(JCS)	31001657R		4/3/2/1
		○	○	31001627	動きの左右差(胸郭)	31001627R		－/＋
		○	○	31001946	呼吸困難	31001946R		－/±/＋/＋＋
		○	○	31000541	呼吸音減弱	31000541R		－/±/＋/＋＋
		○	○	31000533	呼吸数の異常	31000533R		頻呼吸/徐呼吸/多呼吸/少呼吸
		○		31000535	呼吸リズム異常	31000535R		チェーンストークス呼吸/ビオー呼吸/クスマウル呼吸/シーソー呼吸
		○	○	31000534	呼吸の深さの異常	31000534R		過呼吸/無呼吸/浅呼吸/周期性呼吸
		○	○	31000525	努力呼吸	31000525R		－/±/＋/＋＋
		○	○	31001256	肺 AIR 入り	31001256R		－/±/＋/＋＋
		○	○	31001683	肺雑音(右)	31001683R		－/±/＋/＋＋
		○	○	31001684	肺雑音(左)	31001684R		－/±/＋/＋＋
		○	○	31001685	肺雑音(右上葉)	31001685R		－/±/＋/＋＋
		○	○	31001686	肺雑音(右中葉)	31001686R		－/±/＋/＋＋
		○	○	31001687	肺雑音(右下葉)	31001687R		－/±/＋/＋＋
		○	○	31001688	肺雑音(左上葉)	31001688R		－/±/＋/＋＋
		○	○	31001689	肺雑音(左下葉)	31001689R		－/±/＋/＋＋
		○	○	31000567	喀痰	31000567R		－/±/＋/＋＋
		○	○	31000568	痰喀出状況	31000568R		円滑/排痰困難
		○	○	31000569	痰粘稠度	31000569R		高/中/低
		○	○	31000570	痰性状	31000570R		粘稠/水様/泡沫様/血性/膿性/漿液性
		○		31000342	出血(創部)	31000342R		－/±/＋/＋＋
		○		31001662	浸出液性状(創部)	31001662R		暗血性/血性/淡血性/淡淡血性/漿液性/膿性
		○		31000421	創周囲熱感(腹部)	31000421R		－/±/＋/＋＋

大分類	疾患に起因する症状	手術および生体侵襲の強い検査・処置に起因する「合併症」	投与された薬剤による「有害事象」	観察名称管理番号	観察名称	結果管理番号	結果単位	結果
自覚症状と系統機能別観察（つづき）		○		31002300	創周囲腫脹（腹部）	31002300R		−／±／＋／＋＋
		○		31000502	疼痛（腹部）	31000502R		−／±／＋／＋＋
		○		31001458	硬結（創周囲）	31001458R		−／±／＋／＋＋
		○		31001928	疼痛程度（VAS）	31001928R	cm	99.9
		○		31000073	ドレーン排液性状（経鼻胃管）	31000073R		血性／淡血性／淡淡血性／暗血性／漿液性／胆汁様／胃液様／膿性
		○		31000172	ドレーン排液量（ダグラス窩）	31000172R	ml	9999.9
		○		31000173	ドレーン排液性状（ダグラス窩）	31000173R		血性／淡血性／淡淡血性／暗血性／漿液性／胆汁様／胃液様／膿性
		○		31000174	ドレーン排液性状（ダグラス窩）	31000174R		コメント
		○		31000175	ドレーン排液色調（ダグラス窩）	31000175R		透明／白色／乳白色／灰白色／黒色／淡褐色／褐色／茶褐色／茶色／淡黄色／黄色／黄金色／黄茶色／黄緑色／緑茶色／緑色／緑黒色／食物残さ色
		○		31000176	ドレーン排液色調（ダグラス窩）	31000176R		コメント
		○		31000374	出血（ドレーン挿入部）	31000374R		−／±／＋／＋＋
		○		31000455	発赤（ドレーン挿入部）	31000455R		−／±／＋／＋＋
		○		31001244	疼痛（ドレーン挿入部）	31001244R		−／±／＋／＋＋
		○		31000038	便性状	31000038R		普通便／硬便／軟便／泥状便／水様便／粘液便／脂肪性便／不消化便／胎便／タール便／血便／顆粒便
		○		31000310	尿比重	31000310R		9.999
		○		31001651	膨満感（腹部）	31001651R		−／±／＋／＋＋
		○		31001653	緊満（腹部）	31001653R		−／±／＋／＋＋
		○		31000502	疼痛（腹部）	31000502R		−／±／＋／＋＋
		○		31000929	腸蠕動音	31000929R		−／±／＋／＋＋
		○		31000933	腸蠕動音（金属音）	31000933R		−／±／＋／＋＋
		○		31000954	排ガス	31000954R		−／±／＋／＋＋
		○		31000393	嘔気	31000393R		−／±／＋／＋＋
		○		31000948	嘔吐	31000948R		−／±／＋／＋＋
		○	○	31000410	顔色	31000410R		良／不良／紅潮／蒼白
		○	○	31000545	冷汗	31000545R		−／±／＋／＋＋
		○	○	31000407	眩暈	31000407R		−／±／＋／＋＋
		○	○	31001898	眩暈の種類	31001898R		回転性／浮動性／眼前暗黒感／動揺性
		○	○	31000463	しびれ（下肢）	31000463R		−／±／＋／＋＋
		○	○	31001584	知覚鈍麻（右下肢）	31001584R		−／±／＋／＋＋
		○	○	31001585	知覚鈍麻（左下肢）	31001585R		−／±／＋／＋＋
		○	○	31002123	可動性（左下肢）	31002123R		−／±／＋／＋＋
		○	○	31002124	可動性（右下肢）	31002124R		−／±／＋／＋＋
		○		31001406	疼痛（カテーテル挿入部）	31001406R		−／±／＋／＋＋
		○		31000448	発赤（カテーテル挿入部）	31000448R		−／±／＋／＋＋
		○		31001453	腫脹（カテーテル挿入部）	31001453R		−／±／＋／＋＋
		○		31002408	出血（カテーテル挿入部）	31002408R		−／±／＋／＋＋
		○		31000342	出血（創部）	31000342R		−／±／＋／＋＋
		○		31000421	創周囲熱感（腹部）	31000421R		−／±／＋／＋＋
		○	○	31000400	不眠	31000400R		−／±／＋／＋＋

大分類	疾患に起因する症状	手術および生体侵襲の強い検査・処置に起因する「合併症」	投与された薬剤による「有害事象」	観察名称管理番号	観察名称	結果管理番号	結果単位	結果
自覚症状と系統機能別観察（つづき）		○	○	31001182	譫妄	31001182R		−／±／＋／＋＋
		○	○	31000405	不安	31000405R		±／＋／＋＋
		○	○	31000406	不安	31000406R		コメント

(3) 行 為

第1階層グループ名称	医療介入によって発生するケアニーズを充足するためのケア	手術および生体侵襲の強い検査・処置に起因する「合併症」の発生防止のためのケア	投与された薬剤による「有害事象」の発生防止のためのケア	行為名称管理番号	第2階層グループ名称	第3階層行為名称	第4階層行為名称
日常生活ケア	○			12000637	清潔ケア	清拭	
	○			12000014	清潔ケア	清拭	全身
	○			12000015	清潔ケア	清拭	上半身
	○			12000016	清潔ケア	清拭	下半身
	○			12000017	清潔ケア	清拭	背部
	○			12001140	清潔ケア	清拭	全介助
	○			12001141	清潔ケア	清拭	部分介助
	○			12000018	清潔ケア	陰部洗浄	
	○			12000020	清潔ケア	口腔清拭	
	○			12001368	清潔ケア	口腔清拭	全介助
	○			12001369	清潔ケア	口腔清拭	部分介助
	○			12001370	清潔ケア	口腔清拭	継続的観察
	○			12001371	清潔ケア	口腔清拭	断続的観察
	○			12000023	清潔ケア	含漱	
	○			12001380	清潔ケア	含漱	全介助
	○			12001381	清潔ケア	含漱	部分介助
	○			12001382	清潔ケア	含漱	継続的観察
	○			12001383	清潔ケア	含漱	断続的観察
	○			12000021	清潔ケア	歯磨き介助	
	○			12001372	清潔ケア	歯磨き介助	全介助
	○			12001373	清潔ケア	歯磨き介助	部分介助
	○			12001374	清潔ケア	歯磨き介助	継続的観察
	○			12001375	清潔ケア	歯磨き介助	断続的観察
	○			12000638	清潔ケア	粘膜ケア	
	○			12000027	清潔ケア	粘膜ケア	鼻
	○			12000029	清潔ケア	粘膜ケア	口腔
	○			12000643	整容・更衣ケア	更衣	
	○			12000048	整容・更衣ケア	更衣	全介助
	○			12000049	整容・更衣ケア	更衣	部分介助
	○			12000050	整容・更衣ケア	更衣	継続的観察
	○			12000051	整容・更衣ケア	更衣	断続的観察
	○	○	○	12000116	安全ケア	転倒防止ケア	
	○	○	○	12000956	安全ケア	転倒防止ケア	低床ベッドへ交換
	○	○	○	12000957	安全ケア	転倒防止ケア	ナースコール機能の追加
	○	○	○	12000958	安全ケア	転倒防止ケア	監視用モニターカメラ観察
	○	○	○	12000959	安全ケア	転倒防止ケア	体動自動通知モニター観察
	○	○	○	12000960	安全ケア	転倒防止ケア	離床自動通知モニター観察
	○	○	○	12000961	安全ケア	転倒防止ケア	徘徊自動通知モニター観察
	○	○	○	12000962	安全ケア	転倒防止ケア	ベッド柵機能強化
	○	○	○	12000963	安全ケア	転倒防止ケア	ベッド柵確認
	○	○	○	12000964	安全ケア	転倒防止ケア	安全ベルト(肩)装着
	○	○	○	12000965	安全ケア	転倒防止ケア	安全ベルト(手)装着
	○	○	○	12000966	安全ケア	転倒防止ケア	安全ベルト(体幹)装着
	○	○	○	12000967	安全ケア	転倒防止ケア	安全ベルト(足)装着

第1階層グループ名称	医療介入によって発生するケアニーズを充足するためのケア	手術および生体侵襲の強い検査・処置に起因する「合併症」の発生防止のためのケア	投与された薬剤による「有害事象」の発生防止のためのケア	行為名称管理番号	第2階層グループ名称	第3階層行為名称	第4階層行為名称
日常生活ケア（つづき）	○	○	○	12000968	安全ケア	転倒防止ケア	車椅子安全ベルト装着
	○	○	○	12000969	安全ケア	転倒防止ケア	付きそい
	○	○	○	12001155	安全ケア	転倒防止ケア	床材の調整
	○	○	○	12001156	安全ケア	転倒防止ケア	居室内の整頓
	○	○	○	12000663	安全ケア	転落防止ケア	
	○	○	○	12000664	安全ケア	転落防止ケア	ナースコール機能の追加
	○	○	○	12000118	安全ケア	転落防止ケア	低床ベッドへ交換
	○	○	○	12000970	安全ケア	転落防止ケア	監視用モニターカメラ観察
	○	○	○	12000971	安全ケア	転落防止ケア	体動自動通知モニター観察
	○	○	○	12000972	安全ケア	転落防止ケア	離床自動通知モニター観察
	○	○	○	12000973	安全ケア	転落防止ケア	徘徊自動通知モニター観察
	○	○	○	12000119	安全ケア	転落防止ケア	ベッド柵確認
	○	○	○	12000974	安全ケア	転落防止ケア	ベッド柵機能強化
	○	○	○	12000975	安全ケア	転落防止ケア	安全ベルト(肩)装着
	○	○	○	12000976	安全ケア	転落防止ケア	安全ベルト(手)装着
	○	○	○	12000977	安全ケア	転落防止ケア	安全ベルト(体幹)装着
	○	○	○	12000978	安全ケア	転落防止ケア	安全ベルト(足)装着
	○	○	○	12000979	安全ケア	転落防止ケア	車椅子安全ベルト装着
	○	○	○	12000980	安全ケア	転落防止ケア	付きそい
	○	○	○	12001157	安全ケア	転落防止ケア	転落位置へのクッション材の設置
	○	○	○	12000128	安全ケア	自己抜去防止ケア	
	○	○	○	12001010	安全ケア	自己抜去防止ケア	所持品預かり
	○	○	○	12001011	安全ケア	自己抜去防止ケア	付きそい
	○	○	○	12001012	安全ケア	自己抜去防止ケア	監視用モニターカメラ観察
	○	○	○	12001013	安全ケア	自己抜去防止ケア	体動自動通知モニター観察
	○	○	○	12001014	安全ケア	自己抜去防止ケア	離床自動通知モニター観察
	○	○	○	12001015	安全ケア	自己抜去防止ケア	徘徊自動通知モニター観察
	○	○	○	12001016	安全ケア	自己抜去防止ケア	抑止用補助具装着（シーネ）
	○	○	○	12001017	安全ケア	自己抜去防止ケア	抑止用補助具装着（手袋）
	○	○	○	12001018	安全ケア	自己抜去防止ケア	抑止着着用
	○	○	○	12001019	安全ケア	自己抜去防止ケア	安全ベルト(肩)装着
	○	○	○	12001020	安全ケア	自己抜去防止ケア	安全ベルト(手)装着
	○	○	○	12001021	安全ケア	自己抜去防止ケア	安全ベルト(体幹)装着
	○	○	○	12001022	安全ケア	自己抜去防止ケア	安全ベルト(足)装着
	○	○	○	12001023	安全ケア	自己抜去防止ケア	車椅子安全ベルト装着
	○	○	○	12001390	起居動作支援	体位の変換	
	○	○	○	12001391	起居動作支援	体位の変換	全介助
	○	○	○	12001392	起居動作支援	体位の変換	部分介助
	○	○	○	12001393	起居動作支援	体位の変換	継続的観察
	○	○	○	12001394	起居動作支援	体位の変換	断続的観察
	○	○	○	12000657	移動ケア	移動介助	
	○	○	○	12000095	移動ケア	移動介助	全介助
	○	○	○	12000096	移動ケア	移動介助	部分介助
	○	○	○	12000097	移動ケア	移動介助	継続的観察

第1階層 グループ 名称	医療介入によって発生するケアニーズを充足するためのケア	手術および生体侵襲の強い検査・処置に起因する「合併症」の発生防止のためのケア	投与された薬剤による「有害事象」の発生防止のためのケア	行為名称 管理番号	第2階層 グループ名称	第3階層 行為名称	第4階層 行為名称
日常生活ケア(つづき)	○	○	○	12000098	移動ケア	移動介助	断続的観察
	○	○	○	12000658	移動ケア	移送	
	○	○	○	12000099	移動ケア	移送	ストレッチャー
	○	○	○	12000100	移動ケア	移送	車椅子
	○	○	○	12000660	移動ケア	歩行介助	
	○	○	○	12000104	移動ケア	歩行介助	全介助
	○	○	○	12000105	移動ケア	歩行介助	部分介助
	○	○	○	12000106	移動ケア	歩行介助	継続的観察
	○	○	○	12000107	移動ケア	歩行介助	断続的観察
	○	○	○	12000661	移動ケア	歩行介助(杖)	
	○	○	○	12000108	移動ケア	歩行介助(杖)	全介助
	○	○	○	12000109	移動ケア	歩行介助(杖)	部分介助
	○	○	○	12000110	移動ケア	歩行介助(杖)	継続的観察
	○	○	○	12000111	移動ケア	歩行介助(杖)	断続的観察
	○	○	○	12000662	移動ケア	歩行介助(歩行器)	
	○	○	○	12000112	移動ケア	歩行介助(歩行器)	全介助
	○	○	○	12000113	移動ケア	歩行介助(歩行器)	部分介助
	○	○	○	12000114	移動ケア	歩行介助(歩行器)	継続的観察
	○	○	○	12000115	移動ケア	歩行介助(歩行器)	断続的観察
	○			12000669	睡眠ケア	入眠を促す援助	
	○			12000134	睡眠ケア	入眠を促す援助	眠剤コントロール
	○	○		12000670	睡眠ケア	睡眠パターンの調整	
	○	○		12000141	睡眠ケア	睡眠パターンの調整	午睡を避ける
	○			12000671	苦痛の予防・軽減ケア	疼痛緩和	
	○	○		12000148	苦痛の予防・軽減ケア	疼痛緩和	薬剤
		○	○	12000681	呼吸ケア	気道の加湿	
		○	○	12000162	呼吸ケア	気道の加湿	超音波ネブライザー
		○	○	12000163	呼吸ケア	気道の加湿	ネブライザー
		○	○	12000164	呼吸ケア	気道の加湿	インスピロンネブライザー
		○		12000165	呼吸ケア	気道の加湿	MDI(定量噴霧式吸入器)
				12001161	呼吸ケア	気道の加湿	口腔・鼻粘膜の保湿
		○	○	12000682	呼吸ケア	気道の加湿(薬剤)	
		○	○	12000166	呼吸ケア	気道の加湿(薬剤)	超音波ネブライザー
		○	○	12000167	呼吸ケア	気道の加湿(薬剤)	ネブライザー
		○	○	12000168	呼吸ケア	気道の加湿(薬剤)	インスピロンネブライザー
		○	○	12000169	呼吸ケア	気道の加湿(薬剤)	MDI(定量噴霧式吸入器)
		○	○	12000171	呼吸ケア	排痰	
		○	○	12000172	呼吸ケア	経鼻吸引	
		○	○	12000173	呼吸ケア	経口吸引	
		○	○	12000174	呼吸ケア	気管内吸引	
		○	○	12000684	呼吸ケア	酸素吸入	
		○	○	12000178	呼吸ケア	酸素吸入	鼻カニューレ
		○	○	12000179	呼吸ケア	酸素吸入	マスク
		○	○	12000180	呼吸ケア	酸素吸入	酸素テント
		○	○	12000685	循環ケア	血栓の予防	
		○	○	12000183	循環ケア	血栓の予防	弾性ストッキングの使用
家族支援	○	○		12000696	家族への相談・助言	療養状況に関する情報提供	
	○	○		12000237	家族への相談・助言	療養状況に関する情報提供	患者の健康状態
	○	○		12000238	家族への相談・助言	療養状況に関する情報提供	介護者の状況

2.1 虫垂炎切除術 ／ 急性期

第1階層グループ名称	医療介入によって発生するケアニーズを充足するためのケア	手術および生体侵襲の強い検査・処置に起因する「合併症」の発生防止のためのケア	投与された薬剤による「有害事象」の発生防止のためのケア	行為名称管理番号	第2階層グループ名称	第3階層行為名称	第4階層行為名称
指導・教育		○	○	12000258	医療的手技・処置の指導(在宅療養指導を含む)	疼痛時の対処の指導	
		○	○	12000297	医療的手技・処置の指導(在宅療養指導を含む)	呼吸管理の指導	呼吸訓練
		○	○	12000866	ADLの自立支援	床上リハビリテーション	
		○	○	12000358	ADLの自立支援	歩行訓練	
		○	○	12000875	ADLの自立支援	歩行訓練	松葉杖
		○	○	12000876	ADLの自立支援	歩行訓練	歩行器
		○	○	12000877	ADLの自立支援	歩行訓練	杖
		○	○	12000878	ADLの自立支援	歩行訓練	補助具なし
		○	○	12001660	ADLの自立支援	歩行訓練	患者への指導
	○	○	○	12001661	ADLの自立支援	歩行訓練	家族，親族への指導
組織間調整	○	○		12000376	治療・検査に関係する意思決定支援	治療に関係する情報提供状況の確認	
	○	○		12000377	治療・検査に関係する意思決定支援	理解・納得状況の確認	
	○	○		12000378	治療・検査に関係する意思決定支援	IC同席	
	○	○		12000379	治療・検査に関係する意思決定支援	治療に関係する情報提供	
機器などの装着に伴うケア		○	○	12001048	ME機器	ME機器作動状態の確認	心電図モニター
		○	○	12001055	ME機器	ME機器作動状態の確認	間欠的空気圧迫器
		○	○	12001054	ME機器	ME機器作動状態の確認	低圧持続吸引器
		○	○	12001060	ME機器	ME機器作動状態の確認	酸素流量計
		○	○	12001049	ME機器	ME機器作動状態の確認	サチュレーションモニター
		○	○	12000446	その他の医療機器・医療用品	留置時管理 輸液ルート	輸液ルート
		○	○	12000497	その他の医療機器・医療用品	留置時管理	尿道留置カテーテル
		○	○	12001436	その他の医療機器・医療用品	留置時管理	硬膜外留置カテーテル
		○	○	12000936	その他の医療機器・医療用品	排液	ハルンバッグ
		○	○	12000589	その他の医療機器・医療用品	装着中のケア	固定の安全管理
		○	○	12000590	その他の医療機器・医療用品	装着中のケア	固定部位の皮膚ケア
死者および遺族に対するケア							
その他							

2.1.3 回復期
(1) 検査・処置・治療

検査	血液検査(血算, 生化学)
	細菌培養検査(ドレーン排液)
	X線検査
治療	食事開始
	抜糸

(2) 観察

大分類	疾患に起因する症状	手術および生体侵襲の強い検査・処置に起因する「合併症」	投与された薬剤による「有害事象」	観察名称管理番号	観察名称	結果管理番号	結果単位	結果
バイタルサイン		○	○	31001848	収縮期血圧	31001848R	mmHg	999
		○	○	31001849	拡張期血圧	31001849R	mmHg	999
		○	○	31001390	脈拍	31001390R	回/分	999
		○	○	31001368	体温	31001368R	℃	99.9
		○	○	31001369	呼吸数	31001369R	回/分	99
INTAKE/OUTPUT		○	○	31000014	輸液量	31000014R	ml	99999.9
		○	○	31000018	INTAKE 合計	31000018R	ml	99999.9
		○		31000010	飲水量(食事)	31000010R	ml	9999
		○		31000011	飲水量(食事外)	31000011R	ml	9999
		○	○	31000021	尿量	31000021R	ml	9999
		○		31000029	便回数	31000029R	回/日	99
		○	○	31000027	尿回数	31000027R	回/日	99
		○			31000257	ドレーン排液量(吻合部)	31000257R	ml	9999
		○	○	31000041	嘔吐回数	31000041R	回/日	99
		○	○	31000040	嘔吐量	31000040R	ml	9999
		○	○	31000019	OUTPUT 合計	31000019R	ml	99999.9
自覚症状と系統機能別観察		○	○	31001256	肺 AIR 入り	31001256R		－／±／＋／＋＋
		○	○	31001683	肺雑音(右)	31001683R		－／±／＋／＋＋
		○	○	31001684	肺雑音(左)	31001684R		－／±／＋／＋＋
		○	○	31001685	肺雑音(右上葉)	31001685R		－／±／＋／＋＋
		○	○	31001686	肺雑音(右中葉)	31001686R		－／±／＋／＋＋
		○	○	31001687	肺雑音(右下葉)	31001687R		－／±／＋／＋＋
		○	○	31001688	肺雑音(左上葉)	31001688R		－／±／＋／＋＋
		○	○	31001689	肺雑音(左下葉)	31001689R		－／±／＋／＋＋
		○	○	31000567	喀痰	31000567R		－／±／＋／＋＋
		○	○	31000568	痰喀出状況	31000568R		円滑／排痰困難
		○	○	31000569	痰粘稠度	31000569R		高／中／低
		○	○	31000570	痰性状	31000570R		粘稠／水様／泡沫様／血性／膿性／漿液性
		○		31000342	出血(創部)	31000342R		－／±／＋／＋＋
		○		31001662	浸出液性状(創部)	31001662R		暗血性／血性／淡血性／淡淡血性／漿液性／膿性
		○		31000421	創周囲熱感(腹部)	31000421R		－／±／＋／＋＋
		○		31002300	創周囲腫脹(腹部)	31002300R		－／±／＋／＋＋
		○		31000502	疼痛(腹部)	31000502R		－／±／＋／＋＋
		○	○	31001458	硬結(創周囲)	31001458R		－／±／＋／＋＋
		○		31001928	疼痛程度(VAS)	31001928R	cm	99.9
		○		31000073	ドレーン排液性状(経鼻胃管)	31000073R		血性／淡血性／淡淡血性／暗血性／漿液性／胆汁様／胃液様／膿性
		○		31000172	ドレーン排液量(ダグラス窩)	31000172R	ml	9999.9
		○		31000173	ドレーン排液性状(ダグラス窩)	31000173R		血性／淡血性／淡淡血性／暗血性／漿液性／胆汁様／胃液様／膿性
		○		31000174	ドレーン排液性状(ダグラス窩)	31000174R		コメント

大分類	疾患に起因する症状	手術および生体侵襲の強い検査・処置に起因する「合併症」	投与された薬剤による「有害事象」	観察名称管理番号	観察名称	結果管理番号	結果単位	結果
自覚症状と系統機能別観察（つづき）		○		31000175	ドレーン排液色調（ダグラス窩）	31000175R		透明／白色／乳白色／灰白色／黒色／淡褐色／褐色／茶褐色／茶色／淡黄色／黄色／黄金色／黄茶色／緑黄色／緑茶色／緑色／緑黒色／食物残さ色
		○		31000176	ドレーン排液色調（ダグラス窩）	31000176R		コメント
		○		31000374	出血（ドレーン挿入部）	31000374R		－／±／＋／＋＋
		○		31000455	発赤（ドレーン挿入部）	31000455R		－／±／＋／＋＋
		○		31001244	疼痛（ドレーン挿入部）	31001244R		－／±／＋／＋＋
		○		31000038	便性状	31000038R		普通便／硬便／軟便／泥状便／水様便／粘液便／脂肪性便／不消化便／胎便／タール便／血便／顆粒便
	○			31000310	尿比重	31000310R		9.999
	○			31001651	膨満感（腹部）	31001651R		－／±／＋／＋＋
	○			31001653	緊満（腹部）	31001653R		－／±／＋／＋＋
	○			31000502	疼痛（腹部）	31000502R		－／±／＋／＋＋
	○			31000929	腸蠕動音	31000929R		－／±／＋／＋＋
	○			31000933	腸蠕動音（金属音）	31000933R		－／±／＋／＋＋
	○			31000954	排ガス	31000954R		－／±／＋／＋＋
	○			31000393	嘔気	31000393R		－／±／＋／＋＋
	○			31000948	嘔吐	31000948R		－／±／＋／＋＋
	○			31000410	顔色	31000410R		良／不良／紅潮／蒼白
	○			31000545	冷汗	31000545R		－／±／＋／＋＋
		○		31001406	疼痛（カテーテル挿入部）	31001406R		－／±／＋／＋＋
		○		31000448	発赤（カテーテル挿入部）	31000448R		－／±／＋／＋＋
		○		31001453	腫脹（カテーテル挿入部）	31001453R		－／±／＋／＋＋
		○		31002408	出血（カテーテル挿入部）	31002408R		－／±／＋／＋＋
		○		31000342	出血（創部）	31000342R		－／±／＋／＋＋
		○		31000421	創周囲熱感（腹部）	31000421R		－／±／＋／＋＋
		○	○	31000400	不眠	31000400R		－／±／＋／＋＋
	○			31000405	不安	31000405R		±／＋／＋＋
	○			31000406	不安	31000406R		コメント

(3) 行為

第1階層グループ名称	医療介入によって発生するケアニーズを充足するためのケア	手術および生体侵襲の強い検査・処置に起因する「合併症」の発生防止のためのケア	投与された薬剤による「有害事象」の発生防止のためのケア	行為名称管理番号	第2階層グループ名称	第3階層行為名称	第4階層行為名称
日常生活ケア		○		12000637	清潔ケア	清拭	
		○		12000014	清潔ケア	清拭	全身
		○		12000015	清潔ケア	清拭	上半身
		○		12000016	清潔ケア	清拭	下半身
		○		12000017	清潔ケア	清拭	背部
		○		12001140	清潔ケア	清拭	全介助
		○		12001141	清潔ケア	清拭	部分介助
		○		12000018	清潔ケア	陰部洗浄	
		○		12000020	清潔ケア	口腔清拭	
		○		12001368	清潔ケア	口腔清拭	全介助

第1階層グループ名称	医療介入によって発生するケアニーズを充足するためのケア	手術および生体侵襲の強い検査・処置に起因する「合併症」の発生防止のためのケア	投与された薬剤による「有害事象」の発生防止のためのケア	行為名称管理番号	第2階層グループ名称	第3階層行為名称	第4階層行為名称
日常生活ケア（つづき）		○		12001369	清潔ケア	口腔清拭	部分介助
		○		12001370	清潔ケア	口腔清拭	継続的観察
		○		12001371	清潔ケア	口腔清拭	断続的観察
		○		12000023	清潔ケア	含漱	
		○		12001380	清潔ケア	含漱	全介助
		○		12001381	清潔ケア	含漱	部分介助
		○		12001382	清潔ケア	含漱	継続的観察
		○		12001383	清潔ケア	含漱	断続的観察
		○		12000021	清潔ケア	歯磨き介助	
		○		12001372	清潔ケア	歯磨き介助	全介助
		○		12001373	清潔ケア	歯磨き介助	部分介助
		○		12001374	清潔ケア	歯磨き介助	継続的観察
		○		12001375	清潔ケア	歯磨き介助	断続的観察
		○		12000643	整容・更衣ケア	更衣	
		○		12000048	整容・更衣ケア	更衣	全介助
		○		12000049	整容・更衣ケア	更衣	部分介助
		○		12000050	整容・更衣ケア	更衣	継続的観察
		○		12000051	整容・更衣ケア	更衣	断続的観察
		○		12000116	安全ケア	転倒防止ケア	
		○		12000956	安全ケア	転倒防止ケア	低床ベッドへ交換
		○		12000957	安全ケア	転倒防止ケア	ナースコール機能の追加
		○		12000958	安全ケア	転倒防止ケア	監視用モニターカメラ観察
		○		12000959	安全ケア	転倒防止ケア	体動自動通知モニター観察
		○		12000960	安全ケア	転倒防止ケア	離床自動通知モニター観察
		○		12000961	安全ケア	転倒防止ケア	徘徊自動通知モニター観察
		○		12000962	安全ケア	転倒防止ケア	ベッド柵機能強化
		○		12000963	安全ケア	転倒防止ケア	ベッド柵確認
		○		12000964	安全ケア	転倒防止ケア	安全ベルト(肩)装着
		○		12000965	安全ケア	転倒防止ケア	安全ベルト(手)装着
		○		12000966	安全ケア	転倒防止ケア	安全ベルト(体幹)装着
		○		12000967	安全ケア	転倒防止ケア	安全ベルト(足)装着
		○		12000968	安全ケア	転倒防止ケア	車椅子・安全ベルト装着
		○		12000969	安全ケア	転倒防止ケア	付きそい
		○		12001155	安全ケア	転倒防止ケア	床材の調整
		○		12001156	安全ケア	転倒防止ケア	居室内の整頓
		○		12000663	安全ケア	転落防止ケア	
		○		12000664	安全ケア	転落防止ケア	ナースコール機能の追加
		○		12000118	安全ケア	転落防止ケア	低床ベッドへ交換
		○		12000970	安全ケア	転落防止ケア	監視用モニターカメラ観察
		○		12000971	安全ケア	転落防止ケア	体動自動通知モニター観察
		○		12000972	安全ケア	転落防止ケア	離床自動通知モニター観察
		○		12000973	安全ケア	転落防止ケア	徘徊自動通知モニター観察
		○		12000119	安全ケア	転落防止ケア	ベッド柵確認
		○		12000974	安全ケア	転落防止ケア	ベッド柵機能強化
		○		12000975	安全ケア	転落防止ケア	安全ベルト(肩)装着
		○		12000976	安全ケア	転落防止ケア	安全ベルト(手)装着
		○		12000977	安全ケア	転落防止ケア	安全ベルト(体幹)装着
		○		12000978	安全ケア	転落防止ケア	安全ベルト(足)装着

第1階層グループ名称	医療介入によって発生するケアニーズを充足するためのケア	手術および生体侵襲の強い検査・処置に起因する「合併症」の発生防止のためのケア	投与された薬剤による「有害事象」の発生防止のためのケア	行為名称管理番号	第2階層グループ名称	第3階層行為名称	第4階層行為名称
日常生活ケア（つづき）		○		12000979	安全ケア	転落防止ケア	車椅子安全ベルト装着
		○		12000980	安全ケア	転落防止ケア	付きそい
		○		12001157	安全ケア	転落防止ケア	転落位置へのクッション材の設置
		○		12000128	安全ケア	自己抜去防止ケア	
		○		12001010	安全ケア	自己抜去防止ケア	所持品預かり
		○		12001011	安全ケア	自己抜去防止ケア	付きそい
		○		12001012	安全ケア	自己抜去防止ケア	監視用モニターカメラ観察
		○		12001013	安全ケア	自己抜去防止ケア	体動自動通知モニター観察
		○		12001014	安全ケア	自己抜去防止ケア	離床自動通知モニター観察
		○		12001015	安全ケア	自己抜去防止ケア	徘徊自動通知モニター観察
		○		12001016	安全ケア	自己抜去防止ケア	抑止用補助具装着（シーネ）
		○		12001017	安全ケア	自己抜去防止ケア	抑止用補助具装着（手袋）
		○		12001018	安全ケア	自己抜去防止ケア	抑止着着用
		○		12001019	安全ケア	自己抜去防止ケア	安全ベルト(肩)装着
		○		12001020	安全ケア	自己抜去防止ケア	安全ベルト(手)装着
		○		12001021	安全ケア	自己抜去防止ケア	安全ベルト(体幹)装着
		○		12001022	安全ケア	自己抜去防止ケア	安全ベルト(足)装着
		○		12001023	安全ケア	自己抜去防止ケア	車椅子安全ベルト装着
		○		12001390	起居動作支援	体位の変換	
		○		12001391	起居動作支援	体位の変換	全介助
		○		12001392	起居動作支援	体位の変換	部分介助
		○		12001393	起居動作支援	体位の変換	継続的観察
		○		12001394	起居動作支援	体位の変換	断続的観察
		○		12000657	移動ケア	移動介助	
		○		12000095	移動ケア	移動介助	全介助
		○		12000096	移動ケア	移動介助	部分介助
		○		12000097	移動ケア	移動介助	継続的観察
		○		12000098	移動ケア	移動介助	断続的観察
		○		12000658	移動ケア	移送	
		○		12000099	移動ケア	移送	ストレッチャー
		○		12000100	移動ケア	移送	車椅子
		○		12000660	移動ケア	歩行介助	
		○		12000104	移動ケア	歩行介助	全介助
		○		12000105	移動ケア	歩行介助	部分介助
		○		12000106	移動ケア	歩行介助	継続的観察
		○		12000107	移動ケア	歩行介助	断続的観察
		○		12000661	移動ケア	歩行介助(杖)	
		○		12000108	移動ケア	歩行介助(杖)	全介助
		○		12000109	移動ケア	歩行介助(杖)	部分介助
		○		12000110	移動ケア	歩行介助(杖)	継続的観察
		○		12000111	移動ケア	歩行介助(杖)	断続的観察
		○		12000662	移動ケア	歩行介助(歩行器)	
		○		12000112	移動ケア	歩行介助(歩行器)	全介助
		○		12000113	移動ケア	歩行介助(歩行器)	部分介助
		○		12000114	移動ケア	歩行介助(歩行器)	継続的観察
		○		12000115	移動ケア	歩行介助(歩行器)	断続的観察
		○		12000669	睡眠ケア	入眠を促す援助	
		○		12000134	睡眠ケア	入眠を促す援助	眠剤コントロール
		○		12000670	睡眠ケア	睡眠パターンの調整	

第1階層 グループ 名称	医療介入によって発生するケアニーズを充足するためのケア	手術および生体侵襲の強い検査・処置に起因する「合併症」の発生防止のためのケア	投与された薬剤による「有害事象」の発生防止のためのケア	行為名称 管理番号	第2階層 グループ名称	第3階層 行為名称	第4階層 行為名称
日常生活 ケア (つづき)		○		12000141	睡眠ケア	睡眠パターンの調整	午睡を避ける
		○		12000671	苦痛の予防・軽減ケア	疼痛緩和	
		○		12000148	苦痛の予防・軽減ケア	疼痛緩和	薬剤
家族支援		○		12000696	家族への相談・助言	療養状況に関する情報提供	
		○		12000237	家族への相談・助言	療養状況に関する情報提供	患者の健康状態
		○		12000238	家族への相談・助言	療養状況に関する情報提供	介護者の状況
指導・教育		○		12000258	医療的手技・処置の指導(在宅療養指導を含む)	疼痛時の対処の指導	
		○		12000297	医療的手技・処置の指導(在宅療養指導を含む)	呼吸管理の指導	呼吸訓練
		○		12000866	ADLの自立支援	床上リハビリテーション	
		○		12000358	ADLの自立支援	歩行訓練	
		○		12000875	ADLの自立支援	歩行訓練	松葉杖
		○		12000876	ADLの自立支援	歩行訓練	歩行器
		○		12000877	ADLの自立支援	歩行訓練	杖
		○		12000878	ADLの自立支援	歩行訓練	補助具なし
		○		12001660	ADLの自立支援	歩行訓練	患者への指導
		○		12001661	ADLの自立支援	歩行訓練	家族，親族への指導
組織間調整		○		12000376	治療・検査に関係する意思決定支援	治療に関係する情報提供状況の確認	
		○		12000377	治療・検査に関係する意思決定支援	理解・納得状況の確認	
		○		12000378	治療・検査に関係する意思決定支援	IC同席	
		○		12000379	治療・検査に関係する意思決定支援	治療に関係する情報提供	
機器などの装着に伴うケア		○		12000542	その他の医療機器・医療用物品	抜去時管理	輸液ルート
		○		12000545	その他の医療機器・医療用物品	抜去時管理	尿道留置カテーテル
		○		12001438	その他の医療機器・医療用物品	抜去時管理	硬膜外留置カテーテル
死者および遺族に対するケア							
その他							

3. 疾患別の患者状態

3.1 市中肺炎

3.1.1 中軽症（抗生剤治療で改善）

(1) 検査・処置・治療

検査	検体検査
	細菌検査(痰)
	胸部 X-RAY
治療	抗生剤治療
	酸素療法／酸素吸入

(2) 観察

大分類	疾患に起因する症状	手術および生体侵襲の強い検査・処置に起因する「合併症」	投与された薬剤による「有害事象」	観察名称管理番号	観察名称	結果管理番号	結果単位	結果
バイタルサイン	○			31001657	意識評価(JCS)	31001657R		0／1／2／3／10／20／30／100／200／300
	○			31001848	収縮期血圧	31001848R	mmHg	999
	○			31001849	拡張期血圧	31001849R	mmHg	999
	○			31002365	血圧	31002365R	mmHg	999／999
	○			31001369	呼吸数	31001369R	回/分	99
	○			31001390	脈拍数	31001390R	回/分	999
INTAKE/OUTPUT	○			31000010	飲水量(食事)	31000010R	ml	9999
	○			31000011	飲水量(食事外)	31000011R	ml	9999
	○			31001628	食事摂取量(主食)	31001628R	g	9999
	○			31001629	食事摂取量(副食)	31001629R	g	9999
	○			31001630	食事摂取量(主食)	31001630R		全量／ほぼ全量／半量／少量／摂取なし
	○			31001631	食事摂取量(副食)	31001631R		全量／ほぼ全量／半量／少量／摂取なし
	○			31000014	輸液量	31000014R	ml	99999.9
	○			31000021	尿量	31000021R	ml	9999
	○			31000022	尿量	31000022R	g	9999
自覚症状と系統機能別観察	○			31000001	SPO2	31000001R	%	999
	○			31000422	悪寒戦慄	31000422R		－／±／＋／＋＋
	○			31000423	悪寒	31000423R		－／±／＋／＋＋
	○			31000539	咳嗽	31000539R		－／±／＋／＋＋
	○			31000540	咳嗽の種類	31000540R		乾性／湿性
	○			31000525	努力呼吸	31000525R		－／±／＋／＋＋
	○			31000533	呼吸数の異常	31000533R		頻呼吸／徐呼吸／多呼吸／少呼吸
	○			31000534	呼吸の深さの異常	31000534R		過呼吸／無呼吸／浅呼吸／周期性呼吸
	○			31000541	呼吸音減弱	31000541R		－／±／＋／＋＋
	○			31000542	呼吸音減弱(患側)	31000542R		－／±／＋／＋＋
	○			31000546	あえぎ呼吸	31000546R		－／±／＋／＋＋
	○			31000591	起坐呼吸	31000591R		－／±／＋／＋＋
	○			31001946	呼吸困難	31001946R		－／±／＋／＋＋
	○			31001947	呼吸困難(労作時)	31001947R		－／±／＋／＋＋
	○			31001948	呼吸困難(安静時)	31001948R		－／±／＋／＋＋
	○			31001389	脱水症状	31001389R		－／±／＋／＋＋
	○			31000414	熱感	31000414R		－／±／＋／＋＋
	○			31001256	肺 Air 入り	31001256R		－／±／＋／＋＋
	○			31001683	肺雑音(右)	31001683R		－／±／＋／＋＋
	○			31001684	肺雑音(左)	31001684R		－／±／＋／＋＋
	○			31001685	肺雑音(右上葉)	31001685R		－／±／＋／＋＋
	○			31001686	肺雑音(右中葉)	31001686R		－／±／＋／＋＋
	○			31001687	肺雑音(右下葉)	31001687R		－／±／＋／＋＋
	○			31001688	肺雑音(左上葉)	31001688R		－／±／＋／＋＋

大分類	疾患に起因する症状	手術および生体侵襲の強い検査・処置に起因する「合併症」	投与された薬剤による「有害事象」	観察名称管理番号	観察名称	結果管理番号	結果単位	結 果
自覚症状と系統機能別観察（つづき）	○			31001689	肺雑音(左下葉)	31001689R		－／±／＋／＋＋
	○			31001690	肺 Air 入り(右)	31001690R		－／±／＋／＋＋
	○			31001691	肺 Air 入り(左)	31001691R		－／±／＋／＋＋
	○			31001692	肺 Air 入り(右上葉)	31001692R		－／±／＋／＋＋
	○			31001693	肺 Air 入り(右中葉)	31001693R		－／±／＋／＋＋
	○			31001694	肺 Air 入り(右下葉)	31001694R		－／±／＋／＋＋
	○			31001695	肺 Air 入り(左上葉)	31001695R		－／±／＋／＋＋
	○			31001696	肺 Air 入り(左下葉)	31001696R		－／±／＋／＋＋
	○			31002477	肺雑音の種類	31002477R		高調性連続音／低調性連続音／粗い断続音／細かい断続音／胸膜摩擦音
	○			31002478	肺雑音の種類	31002478R		コメント
	○			31002835	肺音の種類	31002835R		肺胞(呼吸)音／気管支(呼吸)音／気管(呼吸)音／喘鳴／笛声音／いびき音／水泡音／捻髪音／胸膜摩擦音
	○			31000565	嗄声	31000565R		－／±／＋／＋＋
	○			31002371	嗄声の種類	31002371R		気息音／乾性嗄声／湿性嗄声／粗ぞう性嗄声
	○			31000893	嚥下困難	31000893R		－／±／＋／＋＋
	○			31001361	嚥下障害	31001361R		－／±／＋／＋＋
	○			31001362	嚥下障害段階	31001362R		先行期(認知期)／準備期／口腔期／咽頭期／食道期
	○			31000567	喀痰	31000567R		－／±／＋／＋＋
	○			31000568	痰喀出状況	31000568R		円滑／排痰困難
	○			31000569	痰粘稠度	31000569R		高／中／低
	○			31000570	痰性状	31000570R		粘稠／水様／泡沫様／血性／膿性／漿液性
	○			31000571	痰色調	31000571R		灰白色／黄色／淡黄色／黄緑色／赤色
	○			31000572	痰混入物	31000572R		血液／スス／食物残渣
			○	31000444	発赤(ライン挿入部)	31000444R		－／±／＋／＋＋

(3) 行 為

第1階層グループ名称	医療介入によって発生するケアニーズを充足するためのケア	手術および生体侵襲の強い検査・処置に起因する「合併症」の発生防止のためのケア	投与された薬剤による「有害事象」の発生防止のためのケア	行為名称管理番号	第2階層グループ名称	第3階層行為名称	第4階層行為名称
日常生活ケア	○			12000636	清潔ケア	シャワー浴	
	○			12000005	清潔ケア	シャワー浴	全介助
	○			12000006	清潔ケア	シャワー浴	部分介助
	○			12000007	清潔ケア	シャワー浴	継続的観察
	○			12000008	清潔ケア	シャワー浴	断続的観察
	○			12000637	清潔ケア	清拭	
	○			12000014	清潔ケア	清拭	全身
	○			12000015	清潔ケア	清拭	上半身
	○			12000016	清潔ケア	清拭	下半身
	○			12000017	清潔ケア	清拭	背部
	○			12001140	清潔ケア	清拭	全介助
	○			12001141	清潔ケア	清拭	部分介助
	○			12000018	清潔ケア	陰部洗浄	

3.1 市中肺炎 / 中軽症(抗生剤治療で改善)

第1階層グループ名称	医療介入によって発生するケアニーズを充足するためのケア	手術および生体侵襲の強い検査・処置に起因する「合併症」の発生防止のためのケア	投与された薬剤による「有害事象」の発生防止のためのケア	行為名称管理番号	第2階層グループ名称	第3階層行為名称	第4階層行為名称
日常生活ケア(つづき)	○			12000020	清潔ケア	口腔清拭	
	○			12001368	清潔ケア	口腔清拭	全介助
	○			12001369	清潔ケア	口腔清拭	部分介助
	○			12001370	清潔ケア	口腔清拭	継続的観察
	○			12001371	清潔ケア	口腔清拭	断続的観察
	○			12000021	清潔ケア	歯磨き介助	
	○			12001372	清潔ケア	歯磨き介助	全介助
	○			12001373	清潔ケア	歯磨き介助	部分介助
	○			12001374	清潔ケア	歯磨き介助	継続的観察
	○			12001375	清潔ケア	歯磨き介助	断続的観察
	○			12000022	清潔ケア	義歯洗浄	
	○			12001376	清潔ケア	義歯洗浄	全介助
	○			12001377	清潔ケア	義歯洗浄	部分介助
	○			12001378	清潔ケア	義歯洗浄	継続的観察
	○			12001379	清潔ケア	義歯洗浄	断続的観察
	○			12000023	清潔ケア	含漱	
	○			12001380	清潔ケア	含漱	全介助
	○			12001381	清潔ケア	含漱	部分介助
	○			12001382	清潔ケア	含漱	継続的観察
	○			12001383	清潔ケア	含漱	断続的観察
	○			12000024	清潔ケア	歯磨き介助(吸引機使用)	
	○			12001384	清潔ケア	歯磨き介助(吸引機使用)	全介助
	○			12001385	清潔ケア	歯磨き介助(吸引機使用)	部分介助
	○			12000635	清潔ケア	入浴	
	○			12000001	清潔ケア	入浴	全介助
	○			12000002	清潔ケア	入浴	部分介助
	○			12000003	清潔ケア	入浴	継続的観察
	○			12000004	清潔ケア	入浴	断続的観察
	○			12001131	清潔ケア	入浴	全介助(臥浴機器)
	○			12001132	清潔ケア	入浴	全介助(坐浴機器)
	○			12001133	清潔ケア	入浴	全介助(リフト)
	○			12001135	清潔ケア	入浴	全介助(簡易浴槽)
	○			12000647	排泄ケア	ポータブルトイレ排泄介助	
	○			12000066	排泄ケア	ポータブルトイレ排泄介助	全介助
	○			12000067	排泄ケア	ポータブルトイレ排泄介助	部分介助
	○			12000648	排泄ケア	尿便器排泄介助	
	○			12000068	排泄ケア	尿便器排泄介助	全介助
	○			12000069	排泄ケア	尿便器排泄介助	部分介助
	○			12001142	排泄ケア	安楽尿器排泄介助	
	○			12001143	排泄ケア	安楽尿器排泄介助	全介助
	○			12001144	排泄ケア	安楽尿器排泄介助	部分介助
	○			12000649	排泄ケア	トイレでの排泄介助	
	○			12000070	排泄ケア	トイレでの排泄介助	全介助
	○			12000071	排泄ケア	トイレでの排泄介助	部分介助
	○			12000654	排泄ケア	尿管留置	
	○			12000085	排泄ケア	尿管留置	継続的観察
	○			12000086	排泄ケア	尿管留置	断続的観察
	○			12000655	排泄ケア	コンドーム型採尿器装着	
	○			12001145	排泄ケア	自動採尿機装着	
	○			12000087	排泄ケア	オムツ交換	

第1階層グループ名称	医療介入によって発生するケアニーズを充足するためのケア	手術および生体侵襲の強い検査・処置に起因する「合併症」の発生防止のためのケア	投与された薬剤による「有害事象」の発生防止のためのケア	行為名称管理番号	第2階層グループ名称	第3階層行為名称	第4階層行為名称
日常生活ケア（つづき）	○			12001386	排泄ケア	オムツ交換	全介助
	○			12001387	排泄ケア	オムツ交換	部分介助
	○			12001388	排泄ケア	オムツ交換	継続的観察
	○			12001389	排泄ケア	オムツ交換	断続的観察
	○			12000088	排泄ケア	パット交換	
	○			12000116	安全ケア	転倒防止ケア	
	○			12000956	安全ケア	転倒防止ケア	低床ベッドへ交換
	○			12000957	安全ケア	転倒防止ケア	ナースコール機能の追加
	○			12000962	安全ケア	転倒防止ケア	ベッド柵機能強化
	○			12000963	安全ケア	転倒防止ケア	ベッド柵確認
	○			12000964	安全ケア	転倒防止ケア	安全ベルト（肩）装着
	○			12000965	安全ケア	転倒防止ケア	安全ベルト（手）装着
	○			12000966	安全ケア	転倒防止ケア	安全ベルト（体幹）装着
	○			12000967	安全ケア	転倒防止ケア	安全ベルト（足）装着
	○			12000968	安全ケア	転倒防止ケア	車椅子安全ベルト装着
	○			12000969	安全ケア	転倒防止ケア	付きそい
		○		12001515	安全ケア	患者識別バンド装着の確認	
		○		12001516	安全ケア	手術部位マーキングの確認	
	○			12000147	苦痛の予防・軽減ケア	疼痛緩和	体位の調整
	○			12000681	呼吸ケア	気道の加湿	
	○			12001161	呼吸ケア		口腔・鼻粘膜の保湿
	○			12000171	呼吸ケア	排痰	
	○			12000172	呼吸ケア	経鼻吸引	
	○			12000173	呼吸ケア	経口吸引	
	○			12000684	呼吸ケア	酸素吸入	
	○			12000178	呼吸ケア	酸素吸入	鼻カニューレ
	○			12000179	呼吸ケア	酸素吸入	マスク
	○			12000180	呼吸ケア	酸素吸入	酸素テント
	○			12001705	病床・室内環境ケア	在宅室内環境調整	換気
	○			12001706	病床・室内環境ケア	在宅室内環境調整	室内の清掃
	○			12001707	病床・室内環境ケア	在宅室内環境調整	湿度の調整
家族支援指導・教育	○			12000257	医療的手技・処置の指導(在宅療養指導を含む)	疾患・症状に対する指導	
	○			12001518	医療的手技・処置の指導(在宅療養指導を含む)	疾患・症状に対する指導	水分摂取
	○			12000701	医療的手技・処置の指導(在宅療養指導を含む)	術前訓練の指導	禁煙
	○			12000704	医療的手技・処置の指導(在宅療養指導を含む)	術前訓練の指導	含嗽
	○			12000705	医療的手技・処置の指導(在宅療養指導を含む)	術前訓練の指導	咳嗽
	○			12001169	医療的手技・処置の指導(在宅療養指導を含む)		内服薬の管理方法
	○			12000736	医療的手技・処置の指導(在宅療養指導を含む)	呼吸管理の指導	

3.1 市中肺炎 ／ 中軽症(抗生剤治療で改善)

第1階層グループ名称	医療介入によって発生するケアニーズを充足するためのケア	手術および生体侵襲の強い検査・処置に起因する「合併症」の発生防止のためのケア	投与された薬剤による「有害事象」の発生防止のためのケア	行為名称管理番号	第2階層グループ名称	第3階層行為名称	第4階層行為名称
指導・教育(つづき)	○			12000294	医療的手技・処置の指導(在宅療養指導を含む)	呼吸管理の指導	酸素療法
	○			12000297	医療的手技・処置の指導(在宅療養指導を含む)	呼吸管理の指導	呼吸訓練
	○			12000339	オリエンテーション	ケアオリエンテーション	
	○			12001480	ADLの自立支援	嚥下訓練	
	○			12001481	ADLの自立支援	嚥下訓練	簡易嚥下機能評価
	○			12000856	ADLの自立支援	嚥下訓練	間接訓練(アイスマッサージ)
	○			12000857	ADLの自立支援	嚥下訓練	間接訓練(プッシングエクササイズ)
	○			12000858	ADLの自立支援	嚥下訓練	間接訓練(メンデルゾーンの手技)
	○			12000859	ADLの自立支援	嚥下訓練	間接訓練(咳嗽訓練)
	○			12000860	ADLの自立支援	嚥下訓練	間接訓練(頸部リラクゼーション)
	○			12000861	ADLの自立支援	嚥下訓練	間接訓練(呼吸,発声訓練)
	○			12000862	ADLの自立支援	嚥下訓練	間接訓練(口腔周囲筋群,舌筋群の運動訓練)
	○			12000863	ADLの自立支援	嚥下訓練	間接訓練(構音訓練)
	○			12000864	ADLの自立支援	嚥下訓練	間接訓練(嚥下パターン訓練)
	○			12000865	ADLの自立支援	嚥下訓練	直接訓練
	○			12001652	ADLの自立支援	嚥下訓練	患者への指導
	○			12001653	ADLの自立支援	嚥下訓練	家族,親族への指導
	○			12000367	生活指導	生活リズムの指導	
	○			12000902	生活指導	禁煙の指導	
機器などの装着に伴うケア	○			12001060	ME機器	ME機器作動状態の確認	酸素流量計
	○			12000398	その他の医療機器・医療用物品	挿入時管理	輸液ルート
	○			12000446	その他の医療機器・医療用物品	留置時管理	輸液ルート
死者および遺族に対するケア							
その他							

3.1.2 重症(呼吸不全を合併)

(1) 検査・処置・治療

検査	検体検査
	細菌検査(痰)
	胸部 X-RAY
治療	抗生剤治療
	酸素療法/酸素吸入/機械的補助呼吸/非侵襲的換気もしくは挿管または気管切開下機械呼吸

(2) 観察

大分類	疾患に起因する症状	手術および生体侵襲の強い検査・処置に起因する「合併症」	投与された薬剤による「有害事象」	観察名称管理番号	観察名称	結果管理番号	結果単位	結果
バイタルサイン	○			31001657	意識評価(JCS)	31001657R		0/1/2/3/10/20/30/100/200/300
	○			31001620	意識評価(GCS-E)	31001620R		4/3/2/1
	○			31001621	意識評価(GCS-M)	31001621R		6/5/4/3/2/1
	○			31001622	意識評価(GCS-V)	31001622R		5/4/3/2/1
	○			31001623	意識評価(GCS-合計)	31001623R	計	99
	○			31001848	収縮期血圧	31001848R	mmHg	999
	○			31001849	拡張期血圧	31001849R	mmHg	999
	○			31002365	血圧	31002365R	mmHg	999/999
	○			31002364	血圧(動脈血)	31002364R	mmHg	999/999
	○			31001369	呼吸数	31001369R	回/分	99
	○			31001390	脈拍数	31001390R	回/分	999
	○			31000575	不整脈	31000575R		-/+
	○			31000576	不整脈	31000576R		コメント
INTAKE/OUTPUT	○			31000010	飲水量(食事)	31000010R	ml	9999
	○			31000011	飲水量(食事外)	31000011R	ml	9999
	○			31001628	食事摂取量(主食)	31001628R	g	9999
	○			31001629	食事摂取量(副食)	31001629R	g	9999
	○			31001630	食事摂取量(主食)	31001630R		全量/ほぼ全量/半量/少量/摂取なし
	○			31001631	食事摂取量(副食)	31001631R		全量/ほぼ全量/半量/少量/摂取なし
	○			31000014	輸液量	31000014R	ml	99999.9
	○			31000021	尿量	31000021R	ml	9999
	○			31000022	尿量	31000022R	g	9999
	○			31001822	尿量(尿道留置カテーテル)	31001822R	ml	9999
	○			31001823	尿量(尿道留置カテーテル)	31001823R	g	9999
自覚症状と系統機能別観察	○			31000001	SPO2	31000001R	%	999
	○			31000422	悪寒戦慄	31000422R		-/±/+/++
	○			31000423	悪寒	31000423R		-/±/+/++
	○			31000539	咳嗽	31000539R		-/±/+/++
	○			31000540	咳嗽の種類	31000540R		乾性/湿性
	○			31000525	努力呼吸	31000525R		-/±/+/++
	○			31000533	呼吸数の異常	31000533R		頻呼吸/徐呼吸/多呼吸/少呼吸
	○			31000534	呼吸の深さの異常	31000534R		過呼吸/無呼吸/浅呼吸/周期性呼吸
	○			31000541	呼吸音減弱	31000541R		-/±/+/++
	○			31000542	呼吸音減弱(患側)	31000542R		-/±/+/++
	○			31000546	あえぎ呼吸	31000546R		-/±/+/++
	○			31000591	起坐呼吸	31000591R		-/±/+/++
	○	○		31001946	呼吸困難	31001946R		-/±/+/++
	○			31001947	呼吸困難(労作時)	31001947R		-/±/+/++
	○			31001018	呼吸困難(安静時)	31001948R		-/±/+/++

3.1 市中肺炎 ／ 重症(呼吸不全を合併)

大分類	疾患に起因する症状	手術および生体侵襲の強い検査・処置に起因する「合併症」	投与された薬剤による「有害事象」	観察名称管理番号	観察名称	結果管理番号	結果単位	結 果
自覚症状と系統機能別観察(つづき)	○			31001389	脱水症状	31001389R		－／±／＋／＋＋
	○			31000414	熱感	31000414R		－／±／＋／＋＋
	○			31001256	肺 Air 入り	31001256R		－／±／＋／＋＋
	○			31001683	肺雑音(右)	31001683R		－／±／＋／＋＋
	○			31001684	肺雑音(左)	31001684R		－／±／＋／＋＋
	○			31001685	肺雑音(右上葉)	31001685R		－／±／＋／＋＋
	○			31001686	肺雑音(右中葉)	31001686R		－／±／＋／＋＋
	○			31001687	肺雑音(右下葉)	31001687R		－／±／＋／＋＋
	○			31001688	肺雑音(左上葉)	31001688R		－／±／＋／＋＋
	○			31001689	肺雑音(左下葉)	31001689R		－／±／＋／＋＋
	○			31001690	肺 Air 入り(右)	31001690R		－／±／＋／＋＋
	○			31001691	肺 Air 入り(左)	31001691R		－／±／＋／＋＋
	○			31001692	肺 Air 入り(右上葉)	31001692R		－／±／＋／＋＋
	○			31001693	肺 Air 入り(右中葉)	31001693R		－／±／＋／＋＋
	○			31001694	肺 Air 入り(右下葉)	31001694R		－／±／＋／＋＋
	○			31001695	肺 Air 入り(左上葉)	31001695R		－／±／＋／＋＋
	○			31001696	肺 Air 入り(左下葉)	31001696R		－／±／＋／＋＋
	○			31002477	肺雑音の種類	31002477R		高調性連続音／低調性連続音／粗い断続音／細かい断続音／胸膜摩擦音
	○			31002478	肺雑音の種類	31002478R		コメント
	○			31002835	肺音の種類	31002835R		肺胞(呼吸)音／気管支(呼吸)音／気管(呼吸)音／喘鳴／笛声音／いびき音／水泡音／捻髪音／胸膜摩擦音
	○			31002833	副雑音の種類	31002833R		高調性連続音／低調性連続音／粗い断続音／細かい断続音／胸膜摩擦音
	○			31002834	副雑音の種類	31002834R		コメント
	○			31002836	高調性連続性ラ音	31002836R		－／±／＋／＋＋
	○			31002837	低調性連続性ラ音	31002837R		－／±／＋／＋＋
	○			31002838	高調性連続音	31002838R		－／±／＋／＋＋
	○			31002839	低調性連続音	31002839R		－／±／＋／＋＋
	○			31002840	粗い断続性ラ音	31002840R		－／±／＋／＋＋
	○			31002841	細かい断続性ラ音	31002841R		－／±／＋／＋＋
	○			31002842	粗い断続音	31002842R		－／±／＋／＋＋
	○			31002843	細かい断続音	31002843R		－／±／＋／＋＋
	○			31000565	嗄声	31000565R		－／±／＋／＋＋
	○			31002371	嗄声の種類	31002371R		気息音／乾性嗄声／湿性嗄声／粗ぞう性嗄声
	○			31000893	嚥下困難	31000893R		－／±／＋／＋＋
	○			31001361	嚥下障害	31001361R		－／±／＋／＋＋
	○			31001362	嚥下障害段階	31001362R		先行期(認知期)／準備期／口腔期／咽頭期／食道期
	○			31000567	喀痰	31000567R		－／±／＋／＋＋
	○			31000568	痰喀出状況	31000568R		円滑／排痰困難
	○			31000569	痰粘稠度	31000569R		高／中／低
	○			31000570	痰性状	31000570R		粘稠／水様／泡沫様／血性／膿性／漿液性
	○			31000571	痰色調	31000571R		灰白色／黄色／淡黄色／黄緑色／赤色
	○			31000572	痰混入物	31000572R		血液／スス／食物残渣
			○	31000444	発赤(ライン挿入部)	31000444R		－／±／＋／＋＋

大分類	疾患に起因する症状	手術および生体侵襲の強い検査・処置に起因する「合併症」	投与された薬剤による「有害事象」	観察名称管理番号	観察名称	結果管理番号	結果単位	結　果
自覚症状と系統機能別観察（つづき）		○		31001999	接触性皮膚炎（テープ）	31001999R		－／±／＋／＋＋
		○		31002000	接触性皮膚炎部位（テープ）	31002000R		コメント
	○			31002824	分時換気量	31002824R	ml/分	9999
	○			31002825	1回換気量	31002825R	ml	9999
	○			31000556	呼吸器との同調	31000556R		良／不良
		○		31001373	褥瘡ブレーデンスケール（知覚の認知）	31001373R		1／2／3／4
		○		31001374	褥瘡ブレーデンスケール（湿潤）	31001374R		1／2／3／4
		○		31001375	褥瘡ブレーデンスケール（活動性）	31001375R		1／2／3／4
		○		31001376	褥瘡ブレーデンスケール（可動性）	31001376R		1／2／3／4
		○		31001377	褥瘡ブレーデンスケール（栄養状態）	31001377R		1／2／3／4
		○		31001378	褥瘡ブレーデンスケール（摩擦とずれ）	31001378R		1／2／3／4
		○		31001379	褥瘡ブレーデンスケール（総得点）	31001379R	点	99

（3）行　為

第1階層グループ名称	医療介入によって発生するケアニーズを充足するためのケア	手術および生体侵襲の強い検査・処置に起因する「合併症」の発生防止のためのケア	投与された薬剤による「有害事象」の発生防止のためのケア	行為名称管理番号	第2階層グループ名称	第3階層行為名称	第4階層行為名称
日常生活ケア	○			12000636	清潔ケア	シャワー浴	
	○			12000005	清潔ケア	シャワー浴	全介助
	○			12000006	清潔ケア	シャワー浴	部分介助
	○			12000007	清潔ケア	シャワー浴	継続的観察
	○			12000008	清潔ケア	シャワー浴	断続的観察
	○			12000637	清潔ケア	清拭	
	○			12000014	清潔ケア	清拭	全身
	○			12000015	清潔ケア	清拭	上半身
	○			12000016	清潔ケア	清拭	下半身
	○			12000017	清潔ケア	清拭	背部
	○			12001140	清潔ケア	清拭	全介助
	○			12001141	清潔ケア	清拭	部分介助
	○			12000018	清潔ケア	陰部洗浄	
	○			12000020	清潔ケア	口腔清拭	
	○			12001368	清潔ケア	口腔清拭	全介助
	○			12001369	清潔ケア	口腔清拭	部分介助
	○			12001370	清潔ケア	口腔清拭	継続的観察
	○			12001371	清潔ケア	口腔清拭	断続的観察
	○			12000021	清潔ケア	歯磨き介助	
	○			12001372	清潔ケア	歯磨き介助	全介助
	○			12001373	清潔ケア	歯磨き介助	部分介助
	○			12001374	清潔ケア	歯磨き介助	継続的観察
	○			12001375	清潔ケア	歯磨き介助	断続的観察
	○			12000022	清潔ケア	義歯洗浄	
	○			12001376	清潔ケア	義歯洗浄	全介助
	○			12001377	清潔ケア	義歯洗浄	部分介助
	○			12001378	清潔ケア	義歯洗浄	継続的観察
	○			12001379	清潔ケア	義歯洗浄	断続的観察
	○			12000023	清潔ケア	含漱	
	○			12001380	清潔ケア	含漱	全介助
	○			12001381	清潔ケア	含漱	部分介助

第1階層グループ名称	医療介入によって発生するケアニーズを充足するためのケア	手術および生体侵襲の強い検査・処置に起因する「合併症」の発生防止のためのケア	投与された薬剤による「有害事象」の発生防止のためのケア	行為名称管理番号	第2階層グループ名称	第3階層行為名称	第4階層行為名称
日常生活ケア（つづき）	○			12001382	清潔ケア	含漱	継続的観察
	○			12001383	清潔ケア	含漱	断続的観察
	○			12000024	清潔ケア	歯磨き介助(吸引機使用)	
	○			12001384	清潔ケア	歯磨き介助(吸引機使用)	全介助
	○			12001385	清潔ケア	歯磨き介助(吸引機使用)	部分介助
	○			12000635	清潔ケア	入浴	
	○			12000001	清潔ケア	入浴	全介助
	○			12000002	清潔ケア	入浴	部分介助
	○			12000003	清潔ケア	入浴	継続的観察
	○			12000004	清潔ケア	入浴	断続的観察
	○			12001131	清潔ケア	入浴	全介助(臥浴機器)
	○			12001132	清潔ケア	入浴	全介助(坐浴機器)
	○			12001133	清潔ケア	入浴	全介助(リフト)
	○			12001135	清潔ケア	入浴	全介助(簡易浴槽)
	○			12000647	排泄ケア	ポータブルトイレ排泄介助	
	○			12000066	排泄ケア	ポータブルトイレ排泄介助	全介助
	○			12000067	排泄ケア	ポータブルトイレ排泄介助	部分介助
	○			12000648	排泄ケア	尿便器排泄介助	
	○			12000068	排泄ケア	尿便器排泄介助	全介助
	○			12000069	排泄ケア	尿便器排泄介助	部分介助
	○			12001142	排泄ケア	安楽尿器排泄介助	
	○			12001143	排泄ケア	安楽尿器排泄介助	全介助
	○			12001144	排泄ケア	安楽尿器排泄介助	部分介助
	○			12000649	排泄ケア	トイレでの排泄介助	
	○			12000070	排泄ケア	トイレでの排泄介助	全介助
	○			12000071	排泄ケア	トイレでの排泄介助	部分介助
	○			12000654	排泄ケア	尿管留置	
	○			12000085	排泄ケア	尿管留置	継続的観察
	○			12000086	排泄ケア	尿管留置	断続的観察
	○			12000655	排泄ケア	コンドーム型採尿器装着	
	○			12001145	排泄ケア	自動採尿機装着	
	○			12000087	排泄ケア	オムツ交換	
	○			12001386	排泄ケア	オムツ交換	全介助
	○			12001387	排泄ケア	オムツ交換	部分介助
	○			12001388	排泄ケア	オムツ交換	継続的観察
	○			12001389	排泄ケア	オムツ交換	断続的観察
	○			12000088	排泄ケア	パット交換	
	○			12000116	安全ケア	転倒防止ケア	
	○			12000956	安全ケア	転倒防止ケア	低床ベッドへ交換
	○			12000957	安全ケア	転倒防止ケア	ナースコール機能の追加
	○			12000962	安全ケア	転倒防止ケア	ベッド柵機能強化
	○			12000963	安全ケア	転倒防止ケア	ベッド柵確認
	○			12000964	安全ケア	転倒防止ケア	安全ベルト(肩)装着
	○			12000965	安全ケア	転倒防止ケア	安全ベルト(手)装着
	○			12000966	安全ケア	転倒防止ケア	安全ベルト(体幹)装着
	○			12000967	安全ケア	転倒防止ケア	安全ベルト(足)装着
	○			12000968	安全ケア	転倒防止ケア	車椅子安全ベルト装着
	○			12000969	安全ケア	転倒防止ケア	付きそい

第1階層グループ名称	医療介入によって発生するケアニーズを充足するためのケア	手術および生体侵襲の強い検査・処置に起因する「合併症」の発生防止のためのケア	投与された薬剤による「有害事象」の発生防止のためのケア	行為名称管理番号	第2階層グループ名称	第3階層行為名称	第4階層行為名称
日常生活ケア（つづき）	○			12001515	安全ケア	患者識別バンド装着の確認	
	○			12001516	安全ケア	手術部位マーキングの確認	
	○			12000147	苦痛の予防・軽減ケア	疼痛緩和	体位の調整
	○			12000681	呼吸ケア	気道の加湿	
	○			12001161	呼吸ケア		口腔・鼻粘膜の保湿
	○			12000171	呼吸ケア	排痰	
	○			12000172	呼吸ケア	経鼻吸引	
	○			12000173	呼吸ケア	経口吸引	
	○			12000684	呼吸ケア	酸素吸入	
	○			12000178	呼吸ケア	酸素吸入	鼻カニューレ
	○			12000179	呼吸ケア	酸素吸入	マスク
	○			12000180	呼吸ケア	酸素吸入	酸素テント
	○			12001705	病床・室内環境ケア	在宅室内環境調整	換気
	○			12001706	病床・室内環境ケア	在宅室内環境調整	室内の清掃
	○			12001707	病床・室内環境ケア	在宅室内環境調整	湿度の調整
家族支援	○			12000235	家族への相談・助言	療養状況に関する情報収集	受療状況
指導・教育	○			12000257	医療的手技・処置の指導（在宅療養指導を含む）	疾患・症状に対する指導	
	○			12001518	医療的手技・処置の指導（在宅療養指導を含む）	疾患・症状に対する指導	水分摂取
	○			12000701	医療的手技・処置の指導（在宅療養指導を含む）	術前訓練の指導	禁煙
	○			12000704	医療的手技・処置の指導（在宅療養指導を含む）	術前訓練の指導	含嗽
	○			12000705	医療的手技・処置の指導（在宅療養指導を含む）	術前訓練の指導	咳嗽
	○			12001169	医療的手技・処置の指導（在宅療養指導を含む）		内服薬の管理方法
	○			12000736	医療的手技・処置の指導（在宅療養指導を含む）	呼吸管理の指導	
	○			12000294	医療的手技・処置の指導（在宅療養指導を含む）	呼吸管理の指導	酸素療法
	○			12000297	医療的手技・処置の指導（在宅療養指導を含む）	呼吸管理の指導	呼吸訓練
	○			12000339	オリエンテーション	ケアオリエンテーション	
	○			12001480	ADLの自立支援	嚥下訓練	
	○			12001481	ADLの自立支援	嚥下訓練	簡易嚥下機能評価
	○			12000856	ADLの自立支援	嚥下訓練	間接訓練（アイスマッサージ）
	○			12000857	ADLの自立支援	嚥下訓練	間接訓練（プッシングエクササイズ）
	○			12000858	ADLの自立支援	嚥下訓練	間接訓練（メンデルゾーンの手技）
	○			12000859	ADLの自立支援	嚥下訓練	間接訓練（咳嗽訓練）
	○			12000860	ADLの自立支援	嚥下訓練	間接訓練（頸部リラクゼーション）

第1階層グループ名称	医療介入によって発生するケアニーズを充足するためのケア	手術および生体侵襲の強い検査・処置に起因する「合併症」の発生防止のためのケア	投与された薬剤による「有害事象」の発生防止のためのケア	行為名称管理番号	第2階層グループ名称	第3階層行為名称	第4階層行為名称
指導・教育（つづき）	○			12000861	ADLの自立支援	嚥下訓練	間接訓練(呼吸，発声訓練)
	○			12000862	ADLの自立支援	嚥下訓練	間接訓練(口腔周囲筋群，舌筋群の運動訓練)
	○			12000863	ADLの自立支援	嚥下訓練	間接訓練(構音訓練)
	○			12000864	ADLの自立支援	嚥下訓練	間接訓練(嚥下パターン訓練)
	○			12000865	ADLの自立支援	嚥下訓練	直接訓練
	○			12001652	ADLの自立支援	嚥下訓練	患者への指導
	○			12001653	ADLの自立支援	嚥下訓練	家族，親族への指導
	○			12000367	生活指導	生活リズムの指導	
	○			12000902	生活指導	禁煙の指導	
機器などの装着に伴うケア	○			12001045	ME機器	ME機器作動状態の確認	人工呼吸器
	○			12001048	ME機器	ME機器作動状態の確認	心電図モニター
	○			12001049	ME機器	ME機器作動状態の確認	サチュレーションモニター
	○			12001050	ME機器	ME機器作動状態の確認	輸液ポンプ
	○			12001051	ME機器	ME機器作動状態の確認	シリンジポンプ
	○			12000398	その他の医療機器・医療用物品	挿入時管理	輸液ルート
	○			12000446	その他の医療機器・医療用物品	留置時管理	輸液ルート
	○			12000497	その他の医療機器・医療用物品	留置時管理	尿道留置カテーテル
	○			12000936	その他の医療機器・医療用物品	排液	ハルンバッグ
死者および遺族に対するケア							
その他							

4. 症状別の患者状態

4.1 ADL低下／長期臥床

▶注目症状：長期臥床によるADL低下状態

▶連鎖症状：褥瘡・肺炎

(1) 検査・処置・治療

検査	検体検査	血液
		尿
	放射線検査	放射線単純撮影
治療	リハビリ	

(2) 観察

大分類	注目症状	想定原因	連鎖症状	観察名称管理番号	観察名称	結果管理番号	結果単位	結果
バイタルサイン		○	○	31001848	収縮期血圧	31001848R	mmHg	999
		○	○	31001849	拡張期血圧	31001849R	mmHg	999
	○	○		31001620	意識評価(GCS-E)	31001620R		4／3／2／1
	○	○		31001621	意識評価(GCS-M)	31001621R		6／5／4／3／2／1
	○	○		31001622	意識評価(GCS-V)	31001622R		5／4／3／2／1
	○	○		31001623	意識評価(GCS-合計)	31001623R	計	99
	○	○		31001657	意識評価(JCS)	31001657R		0／1／2／3／10／20／30／100／200／300
	○	○	○	31001369	呼吸数	31001369R	回/分	99
	○	○	○	31001368	体温	31001368R	℃	99.9
	○	○	○	31001390	脈拍数	31001390R	回/分	999
	○	○	○	31000001	SPO2	31000001R	%	999
INTAKE/OUTPUT	○		○	31001630	食事摂取量(主食)	31001630R		全量／ほぼ全量／半量／少量／摂取なし
	○		○	31001631	食事摂取量(副食)	31001631R		全量／ほぼ全量／半量／少量／摂取なし
	○		○	31000010	飲水量(食事)	31000010R	ml	9999
	○		○	31000011	飲水量(食事外)	31000011R	ml	9999
	○		○	31001632	経腸栄養摂取量(胃瘻・水)	31001632R	ml	9999
	○		○	31001633	経腸栄養摂取量(腸瘻・水)	31001633R	ml	9999
	○		○	31001634	経腸栄養摂取量(口・水)	31001634R	ml	9999
	○		○	31001635	経腸栄養摂取量(鼻・水)	31001635R	ml	9999
	○		○	31001636	経腸栄養摂取量(胃瘻・栄養剤)	31001636R	ml	9999
	○		○	31001637	経腸栄養摂取量(腸瘻・栄養剤)	31001637R	ml	9999
	○		○	31001638	経腸栄養摂取量(口・栄養剤)	31001638R	ml	9999
	○		○	31001639	経腸栄養摂取量(鼻・栄養剤)	31001639R	ml	9999
	○		○	31001850	中心静脈栄養量	31001850R	ml	99999.9
	○		○	31001851	末梢静脈栄養量	31001851R	ml	99999.9
	○		○	31000021	尿量	31000021R	ml	9999
	○		○	31000022	尿量	31000022R	g	9999
	○		○	31000018	INTAKE合計	31000018R	ml	99999.9
	○		○	31000019	OUTPUT合計	31000019R	ml	99999.9
自覚症状と系統機能別観察	○		○	31000027	尿回数	31000027R	回/日	99
	○		○	31000029	便回数	31000029R	回/日	99
	○		○	31000296	体重	31000296R	kg	999.9

大分類	注目症状	想定原因	連鎖症状	観察名称管理番号	観察名称	結果管理番号	結果単位	結果
自覚症状と系統機能別観察（つづき）	○		○	31000533	呼吸数の異常	31000533R		頻呼吸／徐呼吸／多呼吸／少呼吸
	○		○	31000534	呼吸の深さの異常	31000534R		過呼吸／無呼吸／浅呼吸／周期性呼吸
	○		○	31000535	呼吸リズム異常	31000535R		チェーンストークス呼吸／ビオー呼吸／クスマウル呼吸／シーソー呼吸
	○		○	31001946	呼吸困難	31001946R		－／±／＋／＋＋
	○		○	31002826	副雑音(右)	31002826R		－／±／＋／＋＋
	○		○	31002827	副雑音(左)	31002827R		－／±／＋／＋＋
	○		○	31002833	副雑音の種類	31002833R		高調性連続音／低調性連続音／粗い断続音／細かい断続音／胸膜摩擦音
	○		○	31002834	副雑音の種類	31002834R		コメント
	○		○	31000567	喀痰	31000567R		－／±／＋／＋＋
	○		○	31000030	便量	31000030R		少量／中等量／多量
	○		○	31000038	便性状	31000038R		普通便／硬便／軟便／泥状便／水様便／粘液便／脂肪性便／不消化便／胎便／タール便／血便／顆粒便
	○		○	31000929	腸蠕動音	31000929R		－／±／＋／＋＋
	○		○	31000931	腸蠕動音(鼓音)	31000931R		－／±／＋／＋＋
	○		○	31000954	排ガス	31000954R		－／＋
	○		○	31001651	膨満感(腹部)	31001651R		－／±／＋／＋＋
	○		○	31001653	緊満(腹部)	31001653R		－／±／＋／＋＋
	○		○	31001030	関節拘縮部位	31001030R		コメント
	○		○	31002722	関節拘縮	31002722R		－／±／＋／＋＋
	○		○	31002721	筋拘縮	31002721R		－／＋
	○		○	31001015	筋力低下	31001015R		－／±／＋／＋＋
	○		○	31000738	皮膚色	31000738R		良／不良／ピンク／ホワイトピンク／蒼白／チアノーゼ／大理石模様／赤黄色／ブロンズ
	○		○	31000607	末梢冷感(四肢)	31000607R		－／±／＋／＋＋
	○		○	31000653	発赤	31000653R		－／±／＋／＋＋
	○		○	31000427	発赤部位	31000427R		コメント
	○		○	31000428	発赤範囲	31000428R	縦cm：横cm	999.9／999.9
	○		○	31002440	FIM 点数(セルフケア－食事)	31002440R		1点／2点／3点／4点／5点／6点／7点
	○		○	31002441	FIM(セルフケア－食事)	31002441R	点	9
	○		○	31002442	FIM 点数(セルフケア－整容)	31002442R		1点／2点／3点／4点／5点／6点／7点
	○		○	31002443	FIM(セルフケア－整容)	31002443R	点	9
	○		○	31002444	FIM 点数(セルフケア－入浴)	31002444R		1点／2点／3点／4点／5点／6点／7点
	○		○	31002445	FIM(セルフケア－入浴)	31002445R	点	9
	○		○	31002446	FIM 点数(セルフケア－更衣(上半身))	31002446R		1点／2点／3点／4点／5点／6点／7点
	○		○	31002447	FIM(セルフケア－更衣(上半身))	31002447R	点	9
	○		○	31002448	FIM 点数(セルフケア－更衣(下半身))	31002448R		1点／2点／3点／4点／5点／6点／7点
	○		○	31002449	FIM(セルフケア－更衣(下半身))	31002449R	点	9
	○		○	31002450	FIM 点数(セルフケア－トイレ動作)	31002450R		1点／2点／3点／4点／5点／6点／7点

大分類	注目症状	想定原因	連鎖症状	観察名称管理番号	観察名称	結果管理番号	結果単位	結果
自覚症状と系統機能別観察（つづき）	○		○	31002451	FIM(セルフケア―トイレ動作)	31002451R	点	9
	○		○	31002452	FIM 点数(排泄コントロール―排尿)	31002452R		1点／2点／3点／4点／5点／6点／7点
	○		○	31002453	FIM(排泄コントロール―排尿)	31002453R	点	9
	○		○	31002454	FIM 点数(排泄コントロール―排便)	31002454R		1点／2点／3点／4点／5点／6点／7点
	○		○	31002455	FIM(排泄コントロール―排便)	31002455R	点	9
	○		○	31002456	FIM 点数(移乗―ベッド・椅子・車椅子)	31002456R		1点／2点／3点／4点／5点／6点／7点
	○		○	31002457	FIM(移乗―ベッド・椅子・車椅子)	31002457R	点	9
	○		○	31002458	FIM 点数(移乗―トイレ)	31002458R		1点／2点／3点／4点／5点／6点／7点
	○		○	31002459	FIM(移乗―トイレ)	31002459R	点	9
	○		○	31002460	FIM 点数(移乗―風呂・シャワー)	31002460R		1点／2点／3点／4点／5点／6点／7点
	○		○	31002461	FIM(移乗―風呂・シャワー)	31002461R	点	9
	○		○	31002462	FIM 点数(移動―歩行・車椅子)	31002462R		1点／2点／3点／4点／5点／6点／7点
	○		○	31002463	FIM(移動―歩行・車椅子)	31002463R	点	9
	○		○	31002464	FIM 点数(移動―階段)	31002464R		1点／2点／3点／4点／5点／6点／7点
	○		○	31002465	FIM(移動―階段)	31002465R	点	9
	○		○	31002466	FIM 点数(コミュニケーション―理解)	31002466R		1点／2点／3点／4点／5点／6点／7点
	○		○	31002467	FIM(コミュニケーション―理解)	31002467R	点	9
	○		○	31002468	FIM 点数(コミュニケーション―表出)	31002468R		1点／2点／3点／4点／5点／6点／7点
	○		○	31002469	FIM(コミュニケーション―表出)	31002469R	点	9
	○		○	31002470	FIM 点数(社会的認知―社会的交流)	31002470R		1点／2点／3点／4点／5点／6点／7点
	○		○	31002471	FIM(社会的認知―社会的交流)	31002471R	点	9
	○		○	31002472	FIM 点数(社会的認知―問題解決)	31002472R		1点／2点／3点／4点／5点／6点／7点
	○		○	31002473	FIM(社会的認知―問題解決)	31002473R	点	9
	○		○	31002474	FIM 点数(社会的認知―記憶)	31002474R		1点／2点／3点／4点／5点／6点／7点
	○		○	31002475	FIM(社会的認知―記憶)	31002475R	点	9
	○		○	31002476	FIM(合計)	31002476R	点	999

(3) 行為

第1階層 グループ 名称	注目症状に対 するケア	想定原因除去 のためのケア	連鎖症状を未 然防止するた めのケア	行為名称 管理番号	第2階層 グループ名称	第3階層 行為名称	第4階層 行為名称
日常生活 ケア			○	12000637	清潔ケア	清拭	
			○	12000014	清潔ケア	清拭	全身
			○	12000015	清潔ケア	清拭	上半身
			○	12000016	清潔ケア	清拭	下半身
			○	12000017	清潔ケア	清拭	背部
			○	12001140	清潔ケア	清拭	全介助
			○	12001141	清潔ケア	清拭	部分介助
			○	12000018	清潔ケア	陰部洗浄	
			○	12001133	清潔ケア	入浴	全介助(リフト)
			○	12000010	清潔ケア	手浴	
			○	12000011	清潔ケア	足浴	
			○	12001136	清潔ケア	足浴	足浴機
			○	12001137	清潔ケア	洗髪	床上
			○	12001514	清潔ケア	洗髪	ドライシャンプー
			○	12000021	清潔ケア	歯磨き介助	
			○	12001372	清潔ケア	歯磨き介助	全介助
			○	12001373	清潔ケア	歯磨き介助	部分介助
			○	12001374	清潔ケア	歯磨き介助	継続的観察
			○	12001375	清潔ケア	歯磨き介助	断続的観察
			○	12000031	清潔ケア	皮膚ケア	
			○	12001697	清潔ケア	皮膚ケア	皮膚の保湿
			○	12001698	清潔ケア	皮膚ケア	皮膚の保護
			○	12001743	清潔ケア	皮膚ケア	撥水性クリーム塗布
			○	12001744	清潔ケア	皮膚ケア	撥水性オイル塗布
			○	12001745	清潔ケア	皮膚ケア	被膜剤塗布
			○	12001746	清潔ケア	皮膚ケア	粉状皮膚保護材塗布
			○	12000642	整容・更衣ケア	整髪	
			○	12000044	整容・更衣ケア	整髪	全介助
			○	12000045	整容・更衣ケア	整髪	部分介助
			○	12000046	整容・更衣ケア	整髪	継続的観察
			○	12000047	整容・更衣ケア	整髪	断続的観察
			○	12000639	整容・更衣ケア	髭剃り	
			○	12000032	整容・更衣ケア	髭剃り	全介助
			○	12000033	整容・更衣ケア	髭剃り	部分介助
			○	12000034	整容・更衣ケア	髭剃り	継続的観察
			○	12000035	整容・更衣ケア	髭剃り	断続的観察
			○	12000640	整容・更衣ケア	爪切り	
			○	12000036	整容・更衣ケア	爪切り	全介助
			○	12000037	整容・更衣ケア	爪切り	部分介助
			○	12000038	整容・更衣ケア	爪切り	継続的観察
			○	12000039	整容・更衣ケア	爪切り	断続的観察
			○	12000048	整容・更衣ケア	更衣	全介助
			○	12000049	整容・更衣ケア	更衣	部分介助
			○	12000050	整容・更衣ケア	更衣	継続的観察
			○	12000051	整容・更衣ケア	更衣	断続的観察
		○	○	12000056	栄養・食事ケア	食事介助(ハイリスク)	全介助
		○	○	12000057	栄養・食事ケア	食事介助(ハイリスク)	部分介助
		○	○	12000058	栄養・食事ケア	食事介助(ハイリスク)	継続的観察
		○	○	12000059	栄養・食事ケア	食事介助(ハイリスク)	断続的観察
		○	○	12000060	栄養・食事ケア	食事介助(ロウリスク)	全介助
		○	○	12000061	栄養・食事ケア	食事介助(ロウリスク)	部分介助
		○	○	12000062	栄養・食事ケア	食事介助(ロウリスク)	継続的観察

第1階層 グループ 名称	注目症状に対 するケア	想定原因除去 のためのケア	連鎖症状を未 然防止するた めのケア	行為名称 管理番号	第2階層 グループ名称	第3階層 行為名称	第4階層 行為名称
日常生活 ケア (つづき)		○	○	12000063	栄養・食事ケア	食事介助(ロウリスク)	断続的観察
		○	○	12000052	栄養・食事ケア	経管栄養	経鼻
		○	○	12000053	栄養・食事ケア	経管栄養	経口
		○	○	12000054	栄養・食事ケア	経管栄養	胃瘻
			○	12000176	呼吸ケア	肺理学療法	
			○	12000171	呼吸ケア	排痰	
			○	12000172	呼吸ケア	経鼻吸引	
			○	12000173	呼吸ケア	経口吸引	
			○	12000174	呼吸ケア	気管内吸引	
			○	12000685	循環ケア	血栓の予防	
			○	12000182	循環ケア	血栓の予防	上肢・下肢の挙上
			○	12000183	循環ケア	血栓の予防	弾性ストッキングの使用
			○	12000184	循環ケア	血栓の予防	冷罨法
			○	12000185	循環ケア	血栓の予防	温罨法
			○	12000186	循環ケア	血栓の予防	マッサージ
			○	12000647	排泄ケア	ポータブルトイレ排泄介助	
			○	12000066	排泄ケア	ポータブルトイレ排泄介助	全介助
			○	12000067	排泄ケア	ポータブルトイレ排泄介助	部分介助
			○	12000648	排泄ケア	尿便器排泄介助	
			○	12000068	排泄ケア	尿便器排泄介助	全介助
			○	12000069	排泄ケア	尿便器排泄介助	部分介助
			○	12000087	排泄ケア	オムツ交換	
			○	12001386	排泄ケア	オムツ交換	全介助
			○	12001387	排泄ケア	オムツ交換	部分介助
			○	12001388	排泄ケア	オムツ交換	継続的観察
			○	12001389	排泄ケア	オムツ交換	断続的観察
			○	12000081	排泄ケア	尿意誘発	
			○	12000654	排泄ケア	尿管留置	
			○	12000085	排泄ケア	尿管留置	継続的観察
			○	12000086	排泄ケア	尿管留置	断続的観察
			○	12000655	排泄ケア	コンドーム型採尿器装着	
			○	12001145	排泄ケア	自動採尿機装着	
			○	12000651	排泄ケア	薬理的排便調整(医師の指示による)	
		○		12000074	排泄ケア	薬理的排便調整(医師の指示による)	下剤
		○		12000075	排泄ケア	薬理的排便調整(医師の指示による)	座薬
		○		12000076	排泄ケア	薬理的排便調整(医師の指示による)	浣腸
		○		12000077	排泄ケア	薬理的排便調整(医師の指示による)	高圧浣腸
		○		12000954	排泄ケア	薬理的排便調整(医師の指示による)	止痢剤
		○		12000955	排泄ケア	薬理的排便調整(医師の指示による)	整腸剤
			○	12000652	排泄ケア	非薬理的排便調整	
			○	12000079	排泄ケア	非薬理的排便調整	摘便
			○	12000670	睡眠ケア	睡眠パターンの調整	
			○	12000134	睡眠ケア	入眠を促す援助	眠剤コントロール

第1階層グループ名称	注目症状に対するケア	想定原因除去のためのケア	連鎖症状を未然防止するためのケア	行為名称管理番号	第2階層グループ名称	第3階層行為名称	第4階層行為名称
日常生活ケア（つづき）			○	12000135	睡眠ケア	入眠を促す援助	マッサージ
			○	12000136	睡眠ケア	入眠を促す援助	足浴法
			○	12000141	睡眠ケア	睡眠パターンの調整	午睡を避ける
			○	12000142	睡眠ケア	睡眠パターンの調整	簡単な運動
			○	12000688	病床・室内環境ケア	ベッドメイキング（患者臥床時）	
			○	12000197	病床・室内環境ケア	室内環境調整	
			○	12000664	安全ケア	転落防止ケア	ナースコール機能の追加
			○	12000118	安全ケア	転落防止ケア	低床ベッドへ交換
			○	12000971	安全ケア	転落防止ケア	体動自動通知モニター観察
			○	12000972	安全ケア	転落防止ケア	離床自動通知モニター観察
			○	12000119	安全ケア	転落防止ケア	ベッド柵確認
			○	12000974	安全ケア	転落防止ケア	ベッド柵機能強化
			○	12000977	安全ケア	転落防止ケア	安全ベルト(体幹)装着
			○	12000978	安全ケア	転落防止ケア	安全ベルト(足)装着
			○	12000979	安全ケア	転落防止ケア	車椅子安全ベルト装着
			○	12000980	安全ケア	転落防止ケア	付きそい
			○	12001390	起居動作支援	体位の変換	
			○	12001391	起居動作支援	体位の変換	全介助
			○	12001392	起居動作支援	体位の変換	部分介助
			○	12001393	起居動作支援	体位の変換	継続的観察
			○	12001394	起居動作支援	体位の変換	断続的観察
			○	12001395	起居動作支援	座位保持介助	
			○	12001396	起居動作支援	座位保持介助	全介助
			○	12001397	起居動作支援	座位保持介助	部分介助
			○	12001398	起居動作支援	座位保持介助	継続的観察
			○	12001399	起居動作支援	座位保持介助	断続的観察
			○	12001400	起居動作支援	起き上がり介助	
			○	12001401	起居動作支援	起き上がり介助	全介助
			○	12001402	起居動作支援	起き上がり介助	部分介助
			○	12001403	起居動作支援	起き上がり介助	継続的観察
			○	12001404	起居動作支援	起き上がり介助	断続的観察
			○	12001405	移動ケア	移乗介助	
			○	12001406	移動ケア	移乗介助	全介助
			○	12001407	移動ケア	移乗介助	部分介助
			○	12001408	移動ケア	移乗介助	継続的観察
			○	12001409	移動ケア	移乗介助	断続的観察
			○	12000658	移動ケア	移送	
			○	12000099	移動ケア	移送	ストレッチャー
			○	12000100	移動ケア	移送	車椅子
	○			12000219	心理的ケア	悩みや思いを聞く	
	○			12000220	心理的ケア	安心感を与える声かけ	
組織間調整	○			12000376	治療・検査に関係する意思決定支援	治療に関係する情報提供状況の確認	
	○			12000377	治療・検査に関係する意思決定支援	理解・納得状況の確認	
	○			12000378	治療・検査に関係する意思決定支援	IC同席	
	○			12000379	治療・検査に関係する意思決定支援	治療に関係する情報提供	
	○			12000380	治療・検査に関係する意思決定支援	患者が希望する治療関係の調整	
家族支援	○			12000697	家族への相談・助言	療養方法に関する情報提供	

第1階層 グループ 名称	注目症状に対 するケア	想定原因除去 のためのケア	連鎖症状を未 然防止するた めのケア	行為名称 管理番号	第2階層 グループ名称	第3階層 行為名称	第4階層 行為名称
家族支援 (つづき)	○			12000239	家族への相談・助言	療養方法に関する情報提供	日常生活支援方法
	○			12000240	家族への相談・助言	療養方法に関する情報提供	受療に関する情報
	○			12000241	家族への相談・助言	療養方法に関する情報提供	社会資源に関する情報
	○			12000242	家族への相談・助言	療養方法に関する情報提供	医療的処置方法
	○			12000252	家族との調整	家族員―地域支援者間調整	
	○			12000253	家族との調整	家族員―地域ケアチーム間調整	
指導・教育	○		○	12000297	医療的手技・処置の指導(在宅療養指導を含む)	呼吸管理の指導	呼吸訓練
	○		○	12000833	医療的手技・処置の指導(在宅療養指導を含む)	褥瘡予防方法の指導	プッシュアップ
	○		○	12000834	医療的手技・処置の指導(在宅療養指導を含む)	褥瘡予防方法の指導	体位の変換
	○		○	12001363	医療的手技・処置の指導(在宅療養指導を含む)	褥瘡予防方法の指導	除圧方法
	○		○	12000866	ADLの自立支援	床上リハビリテーション	
	○		○	12000867	ADLの自立支援	床上リハビリテーション	関節可動域(股関節)
	○		○	12000868	ADLの自立支援	床上リハビリテーション	関節可動域(膝関節)
	○		○	12000869	ADLの自立支援	床上リハビリテーション	関節可動域(手関節)
	○		○	12000870	ADLの自立支援	床上リハビリテーション	関節可動域(足関節)
	○		○	12000871	ADLの自立支援	床上リハビリテーション	関節可動域(肩関節)
	○		○	12000872	ADLの自立支援	床上リハビリテーション	関節可動域(肘関節)
	○		○	12000873	ADLの自立支援	床上リハビリテーション	筋力強化訓練(大腿四頭筋)
	○		○	12000874	ADLの自立支援	床上リハビリテーション	筋力強化訓練(四肢)
	○		○	12001656	ADLの自立支援	床上リハビリテーション	患者への指導
	○		○	12001657	ADLの自立支援	床上リハビリテーション	家族, 親族への指導
機器などの装着に伴うケア	○		○	12001062	ME機器	ME機器作動状態の確認	体圧分散マットレス
	○		○	12001482	その他の医療機器・医療用物品	挿入時管理	中心静脈カテーテル
	○		○	12001483	その他の医療機器・医療用物品	挿入時管理	末梢静脈カテーテル
死者および遺族に対するケア							
その他							

4.2 悪心・嘔吐

▶**注目症状**：悪心・嘔吐

▶**連鎖症状**：脱水，低クロール血症，誤嚥

(1) 検査・処置・治療

検査	検体検査	血液
		尿
	放射線検査	超音波画像診断
		放射線単純撮影
		CT
治療	内服・外用	制吐剤
	輸液	中心静脈栄養量
		末梢静脈栄養量

(2) 観察

大分類	注目症状	想定原因	連鎖症状	観察名称管理番号	観察名称	結果管理番号	結果単位	結果
バイタルサイン		○		31001620	意識評価（GCS-E）	31001620R		4／3／2／1
		○		31001621	意識評価（GCS-M）	31001621R		6／5／4／3／2／1
		○		31001622	意識評価（GCS-V）	31001622R		5／4／3／2／1
		○		31001623	意識評価（GCS-合計）	31001623R	計	99
		○		31001657	意識評価（JCS）	31001657R		0／1／2／3／10／20／30／100／200／300
	○			31001848	収縮期血圧	31001848R	mmHg	999
	○			31001849	拡張期血圧	31001849R	mmHg	999
	○		○	31001369	呼吸数	31001369R	回/分	99
	○		○	31001390	脈拍数	31001390R	回/分	999
	○		○	31001368	体温	31001368R	℃	99.9
INTAKE/OUTPUT	○		○	31000010	飲水量（食事）	31000010R	ml	9999
	○		○	31000011	飲水量（食事外）	31000011R	ml	9999
	○		○	31001630	食事摂取量（主食）	31001630R		全量／ほぼ全量／半量／少量／摂取なし
	○		○	31001631	食事摂取量（副食）	31001631R		全量／ほぼ全量／半量／少量／摂取なし
	○		○	31002572	食事摂取量（間食）	31002572R	g	9999
	○		○	31002573	食事摂取量（間食）	31002573R		全量／ほぼ全量／半量／少量／摂取なし
	○		○	31001850	中心静脈栄養量	31001850R	ml	99999.9
	○		○	31001851	末梢静脈栄養量	31001851R	ml	99999.9
	○		○	31000039	嘔吐量	31000039R		少量／中等量／多量
	○		○	31000040	嘔吐量	31000040R	ml	9999
	○		○	31000072	ドレーン排液量（経鼻胃管）	31000072R	ml	9999
	○			31000267	ドレーン排液量（イレウス管）	31000267R	ml	9999
		○		31000033	便量	31000033R	ml	9999
		○		31000032	便量	31000032R	g	9999
		○	○	31000021	尿量	31000021R	ml	9999
		○	○	31000022	尿量	31000022R	g	9999
			○	31000334	1回排尿量	31000334R	ml	9999
			○	31000335	1回排尿量	31000335R	g	9999
	○		○	31000018	INTAKE 合計	31000018R	ml	99999.9
	○		○	31000019	OUTPUT 合計	31000019R	ml	99999.9
自覚症状と系統機能別観察	○		○	31000296	体重	31000296R	kg	999.9
		○		31000300	腹囲（臍上）	31000300R	cm	999.9
	○		○	31000027	尿回数	31000027R	回/日	99
		○		31000029	便回数	31000029R	回/日	99
		○		31000030	便量	31000030R		少量／中等量／多量

大分類	注目症状	想定原因	連鎖症状	観察名称管理番号	観察名称	結果管理番号	結果単位	結果
自覚症状と系統機能別観察（つづき）		○		31000038	便性状	31000038R		普通便／硬便／軟便／泥状便／水様便／粘液便／脂肪性便／不消化便／胎便／タール便／血便／顆粒便
		○		31000336	便色	31000336R		血便／鮮血便／タール便／灰白色便／黄土色便／黄色／緑黄色／緑色／暗赤色／茶色／白色／黒色
		○		31000983	しぶり感(排便時)	31000983R		−／±／＋／＋＋
		○		31000340	便秘	31000340R		−／＋
		○		31000347	下痢	31000347R		−／±／＋／＋＋
		○		31000929	腸蠕動音	31000929R		−／±／＋／＋＋
		○		31000933	腸蠕動音(金属音)	31000933R		−／±／＋／＋＋
		○		31000931	腸蠕動音(鼓音)	31000931R		−／±／＋／＋＋
		○		31000502	疼痛(腹部)	31000502R		−／±／＋／＋＋
	○	○		31002099	胃部不快	31002099R		−／±／＋／＋＋
		○		31000393	嘔気	31000393R		−／±／＋／＋＋
		○		31002422	悪心	31002422R		−／±／＋／＋＋
		○		31000396	吐物性状	31000396R		コメント
		○		31001576	吐物性状	31001576R		食物残渣／胃液／胆汁／血液混入／カード／母乳／調乳
			○	31000539	咳嗽	31000539R		−／±／＋／＋＋
			○	31000538	喘鳴	31000538R		−／±／＋／＋＋
			○	31000533	呼吸数の異常	31000533R		頻呼吸／徐呼吸／多呼吸／少呼吸
			○	31001389	脱水症状	31001389R		−／±／＋／＋＋
			○	31001003	脱力感	31001003R		−／±／＋／＋＋
			○	31000407	眩暈	31000407R		−／±／＋／＋＋
			○	31000413	発汗	31000413R		−／±／＋／＋＋
			○	31001222	低血糖症状	31001222R		−／±／＋／＋＋
			○	31001219	テタニー症状	31001219R		−／±／＋／＋＋
	○			31000041	嘔吐回数	31000041R	回/日	99
	○			31000948	嘔吐	31000948R		−／±／＋／＋＋
	○	○		31000073	ドレーン排液性状(経鼻胃管)	31000073R		血性／淡血性／淡淡血性／暗血性／漿液性／胆汁様／胃液様／膿性
	○	○		31000074	ドレーン排液性状(経鼻胃管)	31000074R		コメント
	○	○		31000075	ドレーン排液色調(経鼻胃管)	31000075R		透明／白色／乳白色／灰白色／黒色／淡褐色／褐色／茶褐色／茶色／淡黄色／黄色／黄金色／黄茶色／緑黄色／緑茶色／緑色／緑黒色／食物残さ色
	○	○		31000076	ドレーン排液色調(経鼻胃管)	31000076R		コメント
	○	○		31000268	ドレーン排液性状(イレウス管)	31000268R		血性／淡血性／淡淡血性／暗血性／漿液性／胆汁様／胃液様／膿性
	○	○		31000269	ドレーン排液性状(イレウス管)	31000269R		コメント
	○	○		31000270	ドレーン排液色調(イレウス管)	31000270R		透明／白色／乳白色／灰白色／黒色／淡褐色／褐色／茶褐色／茶色／淡黄色／黄色／黄金色／黄茶色／緑黄色／緑茶色／緑色／緑黒色／食物残さ色
	○	○		31000271	ドレーン排液色調(イレウス管)	31000271R		コメント

4.2 悪心・嘔吐

大分類	注目症状	想定原因	連鎖症状	観察名称管理番号	観察名称	結果管理番号	結果単位	結果
自覚症状と系統機能別観察（つづき）	○	○		31001722	体内留置管挿入長（経鼻胃管ドレーン）	31001722R	cm	99999.9
	○	○		31001723	体内留置管挿入長（経鼻胃管ドレーン）	31001723R		コメント
	○	○		31001778	体内留置管挿入長（イレウス管）	31001778R	cm	99999.9
	○	○		31001779	体内留置管挿入長（イレウス管）	31001779R		コメント

(3) 行為

第1階層グループ名称	注目症状に対するケア	想定原因除去のためのケア	連鎖症状を未然防止するためのケア	行為名称管理番号	第2階層グループ名称	第3階層行為名称	第4階層行為名称
日常生活ケア	○			12000635	清潔ケア	入浴	
	○			12000001	清潔ケア	入浴	全介助
	○			12000002	清潔ケア	入浴	部分介助
	○			12000003	清潔ケア	入浴	継続的観察
	○			12000004	清潔ケア	入浴	断続的観察
	○			12000636	清潔ケア	シャワー浴	
	○			12000005	清潔ケア	シャワー浴	全介助
	○			12000006	清潔ケア	シャワー浴	部分介助
	○			12000007	清潔ケア	シャワー浴	継続的観察
	○			12000008	清潔ケア	シャワー浴	断続的観察
	○			12000637	清潔ケア	清拭	
	○			12000014	清潔ケア	清拭	全身
	○			12000015	清潔ケア	清拭	上半身
	○			12000016	清潔ケア	清拭	下半身
	○			12000017	清潔ケア	清拭	背部
	○			12001140	清潔ケア	清拭	全介助
	○			12001141	清潔ケア	清拭	部分介助
	○			12000020	清潔ケア	口腔清拭	
	○			12001368	清潔ケア	口腔清拭	全介助
	○			12001369	清潔ケア	口腔清拭	部分介助
	○			12001370	清潔ケア	口腔清拭	継続的観察
	○			12001371	清潔ケア	口腔清拭	断続的観察
	○			12000021	清潔ケア	歯磨き介助	
	○			12001372	清潔ケア	歯磨き介助	全介助
	○			12001373	清潔ケア	歯磨き介助	部分介助
	○			12001374	清潔ケア	歯磨き介助	継続的観察
	○			12001375	清潔ケア	歯磨き介助	断続的観察
	○			12000023	清潔ケア	含漱	
	○			12001380	清潔ケア	含漱	全介助
	○			12001381	清潔ケア	含漱	部分介助
	○			12001382	清潔ケア	含漱	継続的観察
	○			12001383	清潔ケア	含漱	断続的観察
	○			12000638	清潔ケア	粘膜ケア	
	○			12000027	清潔ケア	粘膜ケア	鼻
	○			12000029	清潔ケア	粘膜ケア	口腔
	○			12000643	整容・更衣ケア	更衣	
	○			12000048	整容・更衣ケア	更衣	全介助
	○			12000049	整容・更衣ケア	更衣	部分介助
	○			12000050	整容・更衣ケア	更衣	継続的観察
	○			12000051	整容・更衣ケア	更衣	断続的観察
	○		○	12000055	栄養・食事ケア	誤嚥防止	
	○		○	12000645	栄養・食事ケア	食事介助（ハイリスク）	
	○		○	12000056	栄養・食事ケア	食事介助（ハイリスク）	全介助
	○		○	12000057	栄養・食事ケア	食事介助（ハイリスク）	部分介助

第1階層グループ名称	注目症状に対するケア	想定原因除去のためのケア	連鎖症状を未然防止するためのケア	行為名称管理番号	第2階層グループ名称	第3階層行為名称	第4階層行為名称
日常生活ケア（つづき）	○		○	12000058	栄養・食事ケア	食事介助（ハイリスク）	継続的観察
	○		○	12000059	栄養・食事ケア	食事介助（ハイリスク）	断続的観察
	○		○	12000646	栄養・食事ケア	食事介助（ロウリスク）	
	○		○	12000060	栄養・食事ケア	食事介助（ロウリスク）	全介助
	○		○	12000061	栄養・食事ケア	食事介助（ロウリスク）	部分介助
	○		○	12000062	栄養・食事ケア	食事介助（ロウリスク）	継続的観察
	○		○	12000063	栄養・食事ケア	食事介助（ロウリスク）	断続的観察
		○		12000651	排泄ケア	薬理的排便調整（医師の指示による）	
		○		12000074	排泄ケア	薬理的排便調整（医師の指示による）	下剤
	○			12000147	苦痛の予防・軽減ケア	疼痛緩和	体位の調整
	○			12000673	苦痛の予防・軽減ケア	疼痛緩和	リラクセーション（呼吸法）
	○			12000674	苦痛の予防・軽減ケア	疼痛緩和	リラクセーション（漸進的筋肉弛緩法）
	○			12000143	苦痛の予防・軽減ケア	疼痛緩和	冷罨法
		○		12000144	苦痛の予防・軽減ケア	疼痛緩和	温罨法
	○			12000197	病床・室内環境ケア	室内環境調整	
	○			12000219	心理的ケア	悩みや思いを聞く	
	○			12000220	心理的ケア	安心感を与える声かけ	
	○			12000221	心理的ケア	コーピング強化	
	○		○	12000116	安全ケア	転倒防止ケア	
	○		○	12001156	安全ケア	転倒防止ケア	居室内の整頓
家族支援	○		○	12000695	家族への相談・助言	療養状況に関する情報収集	
	○		○	12000696	家族への相談・助言	療養状況に関する情報提供	
指導・教育	○			12000373	生活指導	症状悪化時の対処法の指導	
	○			12001688	生活指導	症状悪化時の対処法の指導	患者への指導
	○			12001689	生活指導	症状悪化時の対処法の指導	家族，親族への指導
機器などの装着に伴うケア	○		○	12001482	その他の医療機器・医療用物品	挿入時管理	中心静脈カテーテル
	○		○	12001483	その他の医療機器・医療用物品	挿入時管理	末梢静脈カテーテル
	○	○	○	12000399	その他の医療機器・医療用物品	挿入時管理	胃管留置カテーテル
	○	○	○	12000402	その他の医療機器・医療用物品	挿入時管理	イレウス管
死者および遺族に対するケア							
その他							

4.3 下痢

▶ **注目症状**：下痢

▶ **連鎖症状**：脱水，電解質平衡異常，アシドーシス

(1) 検査・処置・治療

検査	検体検査	便検査・細菌培養
		血液生化学
治療	栄養	低刺激食
		絶飲食
		経管栄養
	内服・外用	止痢剤
	輸液	中心静脈栄養量
		末梢静脈栄養量

(2) 観察

大分類	注目症状	想定原因	連鎖症状	観察名称管理番号	観察名称	結果管理番号	結果単位	結　果
バイタルサイン			○	31001620	意識評価(GCS-E)	31001620R		4／3／2／1
			○	31001621	意識評価(GCS-M)	31001621R		6／5／4／3／2／1
			○	31001622	意識評価(GCS-V)	31001622R		5／4／3／2／1
			○	31001623	意識評価(GCS-合計)	31001623R	計	99
			○	31001657	意識評価(JCS)	31001657R		0／1／2／3／10／20／30／100／200／300
			○	31001848	収縮期血圧	31001848R	mmHg	999
			○	31001849	拡張期血圧	31001849R	mmHg	999
			○	31001369	呼吸数	31001369R	回/分	99
			○	31001390	脈拍数	31001390R	回/分	999
			○	31000621	体表面皮膚温(胸部)	31000621R	℃	99.9
INTAKE/OUTPUT	○		○	31000010	飲水量(食事)	31000010R	ml	9999
	○		○	31000011	飲水量(食事外)	31000011R	ml	9999
	○		○	31001630	食事摂取量(主食)	31001630R		全量／ほぼ全量／半量／少量／摂取なし
	○		○	31001631	食事摂取量(副食)	31001631R		全量／ほぼ全量／半量／少量／摂取なし
	○		○	31002572	食事摂取量(間食)	31002572R	g	9999
	○		○	31002573	食事摂取量(間食)	31002573R		全量／ほぼ全量／半量／少量／摂取なし
	○		○	31001850	中心静脈栄養量	31001850R	ml	99999.9
	○		○	31001851	末梢静脈栄養量	31001851R	ml	99999.9
	○		○	31000032	便量	31000032R	g	9999
	○		○	31000033	便量	31000033R	ml	9999
	○		○	31000021	尿量	31000021R	ml	9999
	○		○	31000022	尿量	31000022R	g	9999
	○		○	31000334	1回排尿量	31000334R	ml	9999
	○		○	31000335	1回排尿量	31000335R	g	9999
	○		○	31000018	INTAKE合計	31000018R	ml	99999.9
	○		○	31000019	OUTPUT合計	31000019R	ml	99999.9
自覚症状と系統機能別観察	○		○	31000296	体重	31000296R	kg	999.9
	○		○	31000027	尿回数	31000027R	回/日	99
	○		○	31000029	便回数	31000029R	回/日	99
	○		○	31000030	便量	31000030R		少量／中等量／多量
	○		○	31000038	便性状	31000038R		普通便／硬便／軟便／泥状便／水様便／粘液便／脂肪性便／不消化便／胎便／タール便／血便／顆粒便

大分類	注目症状	想定原因	連鎖症状	観察名称管理番号	観察名称	結果管理番号	結果単位	結果
自覚症状と系統機能別観察（つづき）	○		○	31000336	便色	31000336R		血便／鮮血便／タール便／灰白色便／黄土色便／黄色／緑黄色／緑色／暗赤色／茶色／白色／黒色
	○		○	31000337	便意	31000337R		－／＋
	○		○	31000983	しぶり感（排便時）	31000983R		－／±／＋／＋＋
	○		○	31000346	残便感	31000346R		－／±／＋／＋＋
	○		○	31000347	下痢	31000347R		－／±／＋／＋＋
	○		○	31000929	腸蠕動音	31000929R		－／±／＋／＋＋
	○		○	31000933	腸蠕動音（金属音）	31000933R		－／±／＋／＋＋
	○		○	31000931	腸蠕動音（鼓音）	31000931R		－／±／＋／＋＋
	○		○	31000502	疼痛（腹部）	31000502R		－／±／＋／＋＋
	○		○	31002099	胃部不快	31002099R		－／±／＋／＋＋
	○		○	31000393	嘔気	31000393R		－／±／＋／＋＋
	○		○	31002422	悪心	31002422R		－／±／＋／＋＋
	○		○	31001389	脱水症状	31001389R		－／±／＋／＋＋
	○		○	31001003	脱力感	31001003R		－／±／＋／＋＋
	○		○	31000407	眩暈	31000407R		－／±／＋／＋＋
	○		○	31001867	疼痛（排便時）	31001867R		－／±／＋／＋＋
	○		○	31000705	びらん（肛門周囲）	31000705R		－／±／＋／＋＋
	○		○	31001603	疼痛（肛門）	31001603R		－／±／＋／＋＋

(3) 行　為

第1階層グループ名称	注目症状に対するケア	想定原因除去のためのケア	連鎖症状を未然防止するためのケア	行為名称管理番号	第2階層グループ名称	第3階層行為名称	第4階層行為名称
日常生活ケア	○		○	12000635	清潔ケア	入浴	
	○		○	12000001	清潔ケア	入浴	全介助
	○		○	12000002	清潔ケア	入浴	部分介助
	○		○	12000003	清潔ケア	入浴	継続的観察
	○		○	12000004	清潔ケア	入浴	断続的観察
	○		○	12000636	清潔ケア	シャワー浴	
	○		○	12000005	清潔ケア	シャワー浴	全介助
	○		○	12000006	清潔ケア	シャワー浴	部分介助
	○		○	12000007	清潔ケア	シャワー浴	継続的観察
	○		○	12000008	清潔ケア	シャワー浴	断続的観察
	○		○	12000637	清潔ケア	清拭	
	○		○	12000014	清潔ケア	清拭	全身
	○		○	12000015	清潔ケア	清拭	上半身
	○		○	12000016	清潔ケア	清拭	下半身
	○		○	12000017	清潔ケア	清拭	背部
	○		○	12001140	清潔ケア	清拭	全介助
	○		○	12001141	清潔ケア	清拭	部分介助
	○		○	12000018	清潔ケア	陰部洗浄	
	○		○	12000019	清潔ケア	坐浴	
	○		○	12001698	清潔ケア	皮膚ケア	皮膚の保護
	○		○	12000670	睡眠ケア	睡眠パターンの調整	
	○		○	12000669	睡眠ケア	入眠を促す援助	
	○		○	12000647	排泄ケア	ポータブルトイレ排泄介助	
			○	12000066	排泄ケア	ポータブルトイレ排泄介助	全介助
			○	12000067	排泄ケア	ポータブルトイレ排泄介助	部分介助
	○		○	12000648	排泄ケア	尿便器排泄介助	
			○	12000068	排泄ケア	尿便器排泄介助	全介助
			○	12000069	排泄ケア	尿便器排泄介助	部分介助
	○		○	12000649	排泄ケア	トイレでの排泄介助	

4.3 下痢

第1階層グループ名称	注目症状に対するケア	想定原因除去のためのケア	連鎖症状を未然防止するためのケア	行為名称管理番号	第2階層グループ名称	第3階層行為名称	第4階層行為名称
日常生活ケア（つづき）	○		○	12000070	排泄ケア	トイレでの排泄介助	全介助
	○		○	12000071	排泄ケア	トイレでの排泄介助	部分介助
	○		○	12000671	苦痛の予防・軽減ケア	疼痛緩和	
	○		○	12000144	苦痛の予防・軽減ケア	疼痛緩和	温罨法
	○		○	12000147	苦痛の予防・軽減ケア	疼痛緩和	体位の調整
	○		○	12000148	苦痛の予防・軽減ケア	疼痛緩和	薬剤
	○		○	12000197	病床・室内環境ケア	室内環境調整	
			○	12000116	安全ケア	転倒防止ケア	
			○	12000956	安全ケア	転倒防止ケア	低床ベッドへ交換
			○	12000957	安全ケア	転倒防止ケア	ナースコール機能の追加
			○	12000969	安全ケア	転倒防止ケア	付きそい
			○	12001156	安全ケア	転倒防止ケア	居室内の整頓
家族支援指導・教育	○		○	12000257	医療的手技・処置の指導（在宅療養指導を含む）	疾患・症状に対する指導	
			○	12001519	医療的手技・処置の指導（在宅療養指導を含む）	疾患・症状に対する指導	患者への指導
			○	12001520	医療的手技・処置の指導（在宅療養指導を含む）	疾患・症状に対する指導	家族，親族への指導
	○		○	12000726	医療的手技・処置の指導（在宅療養指導を含む）	食事指導	
			○	12000277	医療的手技・処置の指導（在宅療養指導を含む）	食事指導	栄養と適正な食品・量
			○	12000278	医療的手技・処置の指導（在宅療養指導を含む）	食事指導	形態
			○	12001539	医療的手技・処置の指導（在宅療養指導を含む）	食事指導	患者への指導
			○	12001540	医療的手技・処置の指導（在宅療養指導を含む）	食事指導	家族，親族への指導
	○		○	12000727	医療的手技・処置の指導（在宅療養指導を含む）	保清指導	
			○	12000282	医療的手技・処置の指導（在宅療養指導を含む）	保清指導	身体保清方法
			○	12001541	医療的手技・処置の指導（在宅療養指導を含む）	保清指導	患者への指導
			○	12001542	医療的手技・処置の指導（在宅療養指導を含む）	保清指導	家族，親族への指導
機器などの装着に伴うケア	○		○	12001482	その他の医療機器・医療用物品	挿入時管理	中心静脈カテーテル
	○		○	12001483	その他の医療機器・医療用物品	挿入時管理	末梢静脈カテーテル
死者および遺族に対するケア							
その他							

5. 侵襲の高い検査・処置別の患者状態

5.1 心カテ・PTCA（虚血性心疾患）
5.1.1 検査・治療前
（1）検査・処置・治療

検査	血液検査(血算，生化学，凝固系，感染症，血液型)（造影剤を使用するため，特に腎機能結果に注意する）
	尿検査
	心電図検査
	心エコー
	冠動脈CT
	胸部レントゲン
治療	尿道留置カテーテル挿入(検査後，床上安静となるため，患者の状態によってはカテーテル留置を検討する)
	末梢動脈のマーキング
	輸液(腎機能低下がみられる場合には，造影剤の早期排泄のために検査前から輸液を開始することがある)

（2）観察

大分類	疾患に起因する症状	手術および生体侵襲の強い検査・処置に起因する「合併症」	投与された薬剤による「有害事象」	観察名称管理番号	観察名称	結果管理番号	結果単位	結果
バイタルサイン	○	○	○	31001848	収縮期血圧	31001848R	mmHg	999
	○	○	○	31001849	拡張期血圧	31001849R	mmHg	999
	○	○	○	31000595	心拍数	31000595R	回/分	999
	○	○	○	31001390	脈拍	31001390R	回/分	999
	○	○	○	31001368	体温	31001368R	℃	99.9
	○	○	○	31001369	呼吸数	31001369R	回/分	99
	○			31000296	体重	31000296R	kg	999.9
	○			31000298	身長	31000298R	cm	999.9
INTAKE/OUTPUT	○			31000010	飲水量(食事)	31000010R	ml	9999
	○			31000011	飲水量(食事外)	31000011R	ml	9999
				31001630	食事摂取量(経口主食)	31001630R		全量／ほぼ全量／半量／少量／摂取なし
	○			31001631	食事摂取量(経口副食)	31001631R		全量／ほぼ全量／半量／少量／摂取なし
			○	31000014	輸液量	31000014R	ml	99999.9
			○	31000018	INTAKE合計	31000018R	ml	99999.9
	○			31000021	尿量	31000021R	ml	9999
	○			31000027	尿回数	31000027R	回/日	99
	○			31000019	OUTPUT合計	31000019R	ml	99999.9
自覚症状と系統機能別観察	○	○		31000496	疼痛(胸部)	31000496R		－／＋
	○	○		31000918	胸部圧迫感	31000918R		－／±／＋／＋＋
	○	○		31000575	不整脈	31000575R		コメント
	○	○		31000597	心雑音	31000597R		－／±／＋／＋＋
	○	○		31000598	心雑音の種類	31000598R		収縮期雑音／拡張期雑音
	○	○		31000596	心拍リズム不整	31000596R		－／＋
	○	○		31001952	心電図モニター波形	31001952R		SR／Af／AF／VF／Vf／VT／PSVT／PVC／PAC／洞停止／二段脈／三段脈／RonT現象／ペーシング／WPW症候群／I度AVブロック／II度AVブロック／III度AVブロック
	○	○		31000579	ST変化	31000579R		－／＋
	○	○		31001953	Af(心房細動)	31001953R		－／＋
	○	○		31001954	Af(心房細動)	31001954R		コメント
	○	○		31001955	AF(心房粗動)	31001955R		－／＋
	○	○		31001956	AF(心房粗動)	31001956R		コメント
	○	○		31001957	VF(心室粗動)	31001957R		－／＋

5.1 心カテ・PTCA(虚血性心疾患) ／ 検査・治療前

大分類	疾患に起因する症状	手術および生体侵襲の強い検査・処置に起因する「合併症」	投与された薬剤による「有害事象」	観察名称管理番号	観察名称	結果管理番号	結果単位	結果
自覚症状と系統機能別観察(つづき)	○	○		31001958	VF(心室粗動)	31001958R		コメント
	○	○		31001959	Vf(心室細動)	31001959R		－／＋
	○	○		31001960	Vf(心室細動)	31001960R		コメント
	○	○		31001961	VT(心室性頻拍)	31001961R		－／＋
	○	○		31001962	VT(心室性頻拍)	31001962R		コメント
	○	○		31001965	PVC(心室性期外収縮)	31001965R	回/分	99
	○	○		31001966	PVC(心室性期外収縮)	31001966R		コメント
	○	○		31001967	PVC(心室性期外収縮)回数	31001967R	回	99
	○	○		31001968	PVC(心室性期外収縮)連発	31001968R	連発	99
	○	○		31001969	PAC(心房性期外収縮)	31001969R		－／＋
	○	○		31000573	動悸	31000573R		－／±／＋／＋＋
	○	○		31001486	洞性頻脈	31001486R		－／＋
	○	○		31002104	動脈触知(右足背動脈)	31002104R		－／±／＋／＋＋
	○	○		31002105	動脈触知(左足背動脈)	31002105R		－／±／＋／＋＋
	○	○		31002106	動脈触知(右橈骨動脈)	31002106R		－／±／＋／＋＋
	○	○		31002107	動脈触知(左橈骨動脈)	31002107R		－／±／＋／＋＋
	○	○		31000400	不眠	31000400R		－／±／＋／＋＋
	○	○		31000405	不安	31000405R		－／±／＋／＋＋
	○	○		31000406	不安	31000406R		コメント

(3) 行 為

第1階層グループ名称	医療介入によって発生するケアニーズを充足するためのケア	手術および生体侵襲の強い検査・処置に起因する「合併症」の発生防止のためのケア	投与された薬剤による「有害事象」の発生防止のためのケア	行為名称管理番号	第2階層グループ名称	第3階層行為名称	第4階層行為名称
日常生活ケア	○	○		12000635	清潔ケア	入浴	
	○	○		12000636	清潔ケア	シャワー浴	
	○	○		12000637	清潔ケア	清拭	
	○	○		12000640	清潔ケア	爪切り	
	○			12000643	整容・更衣ケア	更衣	
	○		○	12000116	安全ケア	転倒防止ケア	
	○		○	12000663	安全ケア	転落防止ケア	
	○	○	○	12000128	安全ケア	自己抜去防止ケア	
	○	○	○	12001010	安全ケア	自己抜去防止ケア	所持品預かり
	○	○	○	12001011	安全ケア	自己抜去防止ケア	付きそい
	○	○	○	12001012	安全ケア	自己抜去防止ケア	監視用モニターカメラ観察
	○	○	○	12001013	安全ケア	自己抜去防止ケア	体動自動通知モニター観察
	○	○	○	12001014	安全ケア	自己抜去防止ケア	離床自動通知モニター観察
	○	○	○	12001016	安全ケア	自己抜去防止ケア	抑止用補助具装着(シーネ)
	○	○	○	12001017	安全ケア	自己抜去防止ケア	抑止用補助具装着(手袋)
	○	○	○	12001018	安全ケア	自己抜去防止ケア	抑止着着用
	○	○	○	12001019	安全ケア	自己抜去防止ケア	安全ベルト(肩)装着
	○	○	○	12001020	安全ケア	自己抜去防止ケア	安全ベルト(手)装着
	○	○	○	12001021	安全ケア	自己抜去防止ケア	安全ベルト(体幹)装着
	○	○	○	12001022	安全ケア	自己抜去防止ケア	安全ベルト(足)装着

第1階層グループ名称	医療介入によって発生するケアニーズを充足するためのケア	手術および生体侵襲の強い検査・処置に起因する「合併症」の発生防止のためのケア	投与された薬剤による「有害事象」の発生防止のためのケア	行為名称管理番号	第2階層グループ名称	第3階層行為名称	第4階層行為名称
日常生活ケア（つづき）			○	12001516	安全ケア	手術部位マーキングの確認	
	○			12000669	睡眠ケア	入眠を促す援助	
	○			12000134	睡眠ケア	入眠を促す援助	眠剤コントロール
	○			12000135	睡眠ケア	入眠を促す援助	マッサージ
	○			12000136	睡眠ケア	入眠を促す援助	足浴法
	○			12000137	睡眠ケア	入眠を促す援助	不安に関する会話
	○			12000138	睡眠ケア	入眠を促す援助	付きそい
家族支援	○			12000696	家族への相談・助言	療養状況に関する情報提供	
	○			12000237	家族への相談・助言	療養状況に関する情報提供	患者の健康状態
	○			12000238	家族への相談・助言	療養状況に関する情報提供	介護者の状況
指導・教育	○			12000338	オリエンテーション	入院時オリエンテーション	
	○	○	○	12000332	オリエンテーション	血管造影検査・治療オリエンテーション	
	○	○		12000842	生活制限に関するオリエンテーション	安静度	
		○		12000708	医療的手技・処置の指導（在宅療養指導を含む）	術前訓練の指導 床上排泄	
		○	○	12000258	医療的手技・処置の指導（在宅療養指導を含む）	疼痛時の対処の指導	
組織間調整	○			12000376	治療・検査に関係する意思決定支援	治療に関係する情報提供状況の確認	
	○			12000377	治療・検査に関係する意思決定支援	理解・納得状況の確認	
	○			12000378	治療・検査に関係する意思決定支援	IC同席	
	○			12000379	治療・検査に関係する意思決定支援	治療に関係する情報提供	
機器などの装着に伴うケア	○	○	○	12000398	その他の医療機器・医療用物品	挿入時管理	輸液ルート
	○	○	○	12000446	その他の医療機器・医療用物品	留置時管理	輸液ルート
	○	○		12000401	その他の医療機器・医療用物品	挿入時管理	尿道留置カテーテル
	○	○		12000449	その他の医療機器・医療用物品	留置時管理	尿道留置カテーテル
	○			12000936	その他の医療機器・医療用物品	排液	ハルンバッグ
	○	○		12000589	その他の医療機器・医療用物品	装着中のケア	固定の安全管理
	○	○		12000590	その他の医療機器・医療用物品	装着中のケア	固定部位の皮膚ケア
死者および遺族に対するケア							
その他							

5.1.2 急性期

(1) 検査・処置・治療

検査治療	
	シース抜去後，大腿動脈穿刺では固定用テープ，橈骨・上腕動脈穿刺では止血用デバイスを使用し，圧迫止血する．圧が適切かどうか，疼痛がないか，皮膚障害がないか観察する
	穿刺部の疼痛時には鎮痛剤の追加使用を検討する

(2) 観察

大分類	疾患に起因する症状	手術および生体侵襲の強い検査・処置に起因する「合併症」	投与された薬剤による「有害事象」	観察名称管理番号	観察名称	結果管理番号	結果単位	結果
バイタルサイン	○	○	○	31001848	収縮期血圧	31001848R	mmHg	999
	○	○	○	31001849	拡張期血圧	31001849R	mmHg	999
	○	○	○	31002370	血圧(非観血的モニター)	31002370R	mmHg	999
	○	○	○	31002364	血圧(動脈血)	31002364R	mmHg	999
	○	○	○	31000595	心拍数	31000595R	回/分	999
	○	○	○	31001390	脈拍	31001390R	回/分	999
	○	○	○	31001368	体温	31001368R	℃	99.9
	○	○	○	31001369	呼吸数	31001369R	回/分	99
	○	○	○	31000001	SPO2	31000001R	%	999
INTAKE/OUTPUT	○	○	○	31000014	輸液量	31000014R	ml	99999.9
	○	○	○	31000010	飲水量(食事)	31000010R	ml	9999
	○	○	○	31000011	飲水量(食事外)	31000011R	ml	9999
	○	○	○	31001630	食事摂取量(経口主食)	31001630R		全量／ほぼ全量／半量／少量／摂取なし
	○	○	○	31001631	食事摂取量(経口副食)	31001631R		全量／ほぼ全量／半量／少量／摂取なし
	○	○		31000294	出血量	31000294R	ml	9999
	○	○	○	31000018	INTAKE 合計	31000018R	ml	99999.9
	○	○	○	31000021	尿量	31000021R	ml	9999
	○	○	○	31000027	尿回数	31000027R	回/日	99
	○	○	○	31000041	嘔吐回数	31000041R	回/日	99
	○	○	○	31000040	嘔吐量	31000040R	ml	9999
	○	○	○	31000019	OUTPUT 合計	31000019R	ml	99999.9
自覚症状と系統機能別観察	○	○	○	31001657	意識評価(JCS)	31001657R		0／1／2／3／10／20／30／100／200／300
	○	○	○	31001620	意識評価(GCS-E)	31001620R		4／3／2／1
	○	○	○	31001621	意識評価(GCS-M)	31001621R		6／5／4／3／2／1
	○	○	○	31001622	意識評価(GCS-V)	31001622R		5／4／3／2／1
	○	○	○	31001623	意識評価(GCS-合計)	31001623R	計	99
	○	○	○	31000496	疼痛(胸部)	31000496R		－／＋
	○	○	○	31000918	胸部圧迫感	31000918R		－／±／＋／＋＋
	○	○	○	31001946	呼吸困難	31001946R		－／±／＋／＋＋
	○	○		31000575	不整脈	31000575R		コメント
	○	○		31000597	心雑音	31000597R		－／±／＋／＋＋
	○			31000598	心雑音の種類	31000598R		収縮期雑音／拡張期雑音
	○	○		31000596	心拍リズム不整	31000596R		－／＋
	○	○		31001952	心電図モニター波形	31001952R		SR／Af／AF／VF／Vf／VT／PSVT／PVC／PAC／洞停止／二段脈／三段脈／RonT 現象／ペーシング／WPW 症候群／Ⅰ度 AV ブロック／Ⅱ度 AV ブロック／Ⅲ度 AV ブロック
	○	○		31000579	ST 変化	31000579R		－／＋

大分類	疾患に起因する症状	手術および生体侵襲の強い検査・処置に起因する「合併症」	投与された薬剤による「有害事象」	観察名称管理番号	観察名称	結果管理番号	結果単位	結　果
自覚症状と系統機能別観察（つづき）	○	○		31001953	Af(心房細動)	31001953R		－／＋
	○	○		31001954	Af(心房細動)	31001954R		コメント
	○	○		31001955	AF(心房粗動)	31001955R		－／＋
	○	○		31001956	AF(心房粗動)	31001956R		コメント
	○	○		31001957	VF(心室粗動)	31001957R		－／＋
	○	○		31001958	VF(心室粗動)	31001958R		コメント
	○	○		31001959	Vf(心室細動)	31001959R		－／＋
	○	○		31001960	Vf(心室細動)	31001960R		コメント
	○	○		31001961	VT(心室性頻拍)	31001961R		－／＋
	○	○		31001962	VT(心室性頻拍)	31001962R		コメント
	○	○		31001965	PVC(心室性期外収縮)	31001965R	回／分	99
	○	○		31001966	PVC(心室性期外収縮)	31001966R		コメント
	○	○		31001967	PVC(心室性期外収縮)回数	31001967R	回	99
	○	○		31001968	PVC(心室性期外収縮)連発	31001968R	連発	99
	○	○		31001969	PAC(心房性期外収縮)	31001969R		－／＋
	○	○	○	31000573	動悸	31000573R		－／±／＋／＋＋
	○	○		31001486	洞性頻脈	31001486R		－／＋
	○	○		31002104	動脈触知(右足背動脈)	31002104R		－／±／＋／＋＋
	○	○		31002105	動脈触知(左足背動脈)	31002105R		－／±／＋／＋＋
	○	○		31002106	動脈触知(右橈骨動脈)	31002106R		－／±／＋／＋＋
	○	○		31002107	動脈触知(左橈骨動脈)	31002107R		－／±／＋／＋＋
	○	○		31000608	末梢冷感(上肢)	31000608R		－／±／＋／＋＋
	○	○		31000610	末梢冷感(下肢)	31000610R		－／±／＋／＋＋
	○	○		31001039	しびれ(手指)	31001039R		－／±／＋／＋＋
	○	○		31001045	しびれ(足趾)	31001045R		－／±／＋／＋＋
		○		31000376	出血(シース挿入部)	31000376R		－／±／＋／＋＋
		○		31000382	血腫(シース挿入部)	31000382R		－／＋
		○		31001879	血腫範囲(シース挿入部)	31001879R	縦cm：横cm	999.9／999.9
		○		31001884	出血量(シース挿入部)	31001884R	g	999
		○		31001405	疼痛(穿刺部)	31001405R		－／±／＋／＋＋
	○	○	○	31000393	嘔気	31000393R		－／±／＋／＋＋
	○	○	○	31000948	嘔吐	31000948R		－／±／＋／＋＋
	○	○	○	31000399	気分不快	31000399R		－／±／＋／＋＋
	○	○	○	31000545	冷汗	31000545R		－／±／＋／＋＋
		○	○	31000423	悪寒	31000423R		－／±／＋／＋＋
		○	○	31000490	頭痛	31000490R		－／±／＋／＋＋
			○	31000635	発疹	31000635R		－／±／＋／＋＋
			○	31000636	発疹部位	31000636R		コメント
			○	31001165	痙攣	31001165R		－／±／＋／＋＋
		○		31000738	皮膚色	31000738R		良／不良／ピンク／ホワイトピンク／蒼白／チアノーゼ／大理石模様／赤黄色／ブロンズ
		○		31001402	疼痛(皮膚)	31001402R		－／±／＋／＋＋
		○		31000780	皮膚潰瘍	31000780R		－／±／＋／＋＋
	○	○		31000400	不眠	31000400R		－／±／＋／＋＋
	○	○		31000405	不安	31000405R		－／±／＋／＋＋
	○	○		31000406	不安	31000406R		コメント

(3) 行 為

第1階層グループ名称	医療介入によって発生するケアニーズを充足するためのケア	手術および生体侵襲の強い検査・処置に起因する「合併症」の発生防止のためのケア	投与された薬剤による「有害事象」の発生防止のためのケア	行為名称管理番号	第2階層グループ名称	第3階層行為名称	第4階層行為名称
日常生活ケア	○	○		12000637	清潔ケア	清拭	
	○	○		12000014	清潔ケア	清拭	全身
	○	○		12000015	清潔ケア	清拭	上半身
	○	○		12000016	清潔ケア	清拭	下半身
	○	○		12000017	清潔ケア	清拭	背部
	○	○		12001140	清潔ケア	清拭	全介助
	○	○		12001141	清潔ケア	清拭	部分介助
	○	○		12000018	清潔ケア	陰部洗浄	
	○	○		12000020	清潔ケア	口腔清拭	
	○	○		12001368	清潔ケア	口腔清拭	全介助
	○	○		12001369	清潔ケア	口腔清拭	部分介助
	○	○		12001370	清潔ケア	口腔清拭	継続的観察
	○	○		12001371	清潔ケア	口腔清拭	断続的観察
	○	○		12000023	清潔ケア	含漱	
	○	○		12001380	清潔ケア	含漱	全介助
	○	○		12001381	清潔ケア	含漱	部分介助
	○	○		12001382	清潔ケア	含漱	継続的観察
	○	○		12001383	清潔ケア	含漱	断続的観察
	○	○		12000021	清潔ケア	歯磨き介助	
	○	○		12001372	清潔ケア	歯磨き介助	全介助
	○	○		12001373	清潔ケア	歯磨き介助	部分介助
	○	○		12001374	清潔ケア	歯磨き介助	継続的観察
	○	○		12001375	清潔ケア	歯磨き介助	断続的観察
	○	○		12000643	整容・更衣ケア	更衣	
	○	○		12000048	整容・更衣ケア	更衣	全介助
	○	○		12000049	整容・更衣ケア	更衣	部分介助
	○	○		12000050	整容・更衣ケア	更衣	継続的観察
	○	○		12000051	整容・更衣ケア	更衣	断続的観察
	○	○		12000055	栄養・食事ケア	誤嚥防止	
	○	○		12000645	栄養・食事ケア	食事介助(ハイリスク)	
	○	○		12000056	栄養・食事ケア	食事介助(ハイリスク)	全介助
	○	○		12000057	栄養・食事ケア	食事介助(ハイリスク)	部分介助
	○	○		12000058	栄養・食事ケア	食事介助(ハイリスク)	継続的観察
	○	○		12000059	栄養・食事ケア	食事介助(ハイリスク)	断続的観察
	○	○		12000646	栄養・食事ケア	食事介助(ロウリスク)	
	○	○		12000060	栄養・食事ケア	食事介助(ロウリスク)	全介助
	○	○		12000061	栄養・食事ケア	食事介助(ロウリスク)	部分介助
	○	○		12000062	栄養・食事ケア	食事介助(ロウリスク)	継続的観察
	○	○		12000063	栄養・食事ケア	食事介助(ロウリスク)	断続的観察
	○	○		12000648	排泄ケア	尿便器排泄介助	
	○	○		12000068	排泄ケア	尿便器排泄介助	全介助
	○	○		12000069	排泄ケア	尿便器排泄介助	部分介助
	○	○	○	12000663	安全ケア	転落防止ケア	
	○	○	○	12000664	安全ケア	転落防止ケア	ナースコール機能の追加
	○	○	○	12000118	安全ケア	転落防止ケア	低床ベッドへ交換
	○	○	○	12000970	安全ケア	転落防止ケア	監視用モニターカメラ観察

第1階層グループ名称	医療介入によって発生するケアニーズを充足するためのケア	手術および生体侵襲の強い検査・処置に起因する「合併症」の発生防止のためのケア	投与された薬剤による「有害事象」の発生防止のためのケア	行為名称管理番号	第2階層グループ名称	第3階層行為名称	第4階層行為名称
日常生活ケア（つづき）	○	○	○	12000971	安全ケア	転落防止ケア	体動自動通知モニター観察
	○	○	○	12000972	安全ケア	転落防止ケア	離床自動通知モニター観察
	○	○	○	12000119	安全ケア	転落防止ケア	ベッド柵確認
	○	○	○	12000974	安全ケア	転落防止ケア	ベッド柵機能強化
	○	○	○	12000975	安全ケア	転落防止ケア	安全ベルト（肩）装着
	○	○	○	12000976	安全ケア	転落防止ケア	安全ベルト（手）装着
	○	○	○	12000977	安全ケア	転落防止ケア	安全ベルト（体幹）装着
	○	○	○	12000978	安全ケア	転落防止ケア	安全ベルト（足）装着
	○	○	○	12001157	安全ケア	転落防止ケア	転落位置へのクッション材の設置
	○	○		12000128	安全ケア	自己抜去防止ケア	
	○	○		12001010	安全ケア	自己抜去防止ケア	所持品預かり
	○	○		12001011	安全ケア	自己抜去防止ケア	付きそい
	○	○		12001012	安全ケア	自己抜去防止ケア	監視用モニターカメラ観察
	○	○		12001013	安全ケア	自己抜去防止ケア	体動自動通知モニター観察
	○	○		12001014	安全ケア	自己抜去防止ケア	離床自動通知モニター観察
	○	○		12001016	安全ケア	自己抜去防止ケア	抑止用補助具装着（シーネ）
	○	○		12001017	安全ケア	自己抜去防止ケア	抑止用補助具装着（手袋）
	○	○		12001018	安全ケア	自己抜去防止ケア	抑止着用
	○	○		12001019	安全ケア	自己抜去防止ケア	安全ベルト（肩）装着
	○	○		12001020	安全ケア	自己抜去防止ケア	安全ベルト（手）装着
	○	○		12001021	安全ケア	自己抜去防止ケア	安全ベルト（体幹）装着
	○	○		12001022	安全ケア	自己抜去防止ケア	安全ベルト（足）装着
	○	○		12001390	起居動作支援	体位の変換	
	○	○		12001391	起居動作支援	体位の変換	全介助
	○	○		12001392	起居動作支援	体位の変換	部分介助
	○	○		12001393	起居動作支援	体位の変換	継続的観察
	○	○		12001394	起居動作支援	体位の変換	断続的観察
	○	○		12000657	移動ケア	移動介助	
	○	○		12000095	移動ケア	移動介助	全介助
	○	○		12000658	移動ケア	移送	
	○	○		12000099	移動ケア	移送	ストレッチャー
	○	○	○	12000671	苦痛の予防・軽減ケア	疼痛緩和	
	○	○	○	12000148	苦痛の予防・軽減ケア	疼痛緩和	薬剤
	○			12000669	睡眠ケア	入眠を促す援助	
	○			12000134	睡眠ケア	入眠を促す援助	眠剤コントロール
	○			12000135	睡眠ケア	入眠を促す援助	マッサージ
	○			12000136	睡眠ケア	入眠を促す援助	足浴法
	○			12000137	睡眠ケア	入眠を促す援助	不安に関する会話
	○			12000138	睡眠ケア	入眠を促す援助	付きそい
家族支援	○			12000696	家族への相談・助言	療養状況に関する情報提供	
	○			12000237	家族への相談・助言	療養状況に関する情報提供	患者の健康状態
	○			12000238	家族への相談・助言	療養状況に関する情報提供	介護者の状況
指導・教育	○	○	○	12000258	医療的手技・処置の指導（在宅療養指導を含む）	疼痛時の対処の指導	

5.1 心カテ・PTCA（虚血性心疾患） ／ 急性期

第1階層 グループ 名称	医療介入によって発生するケアニーズを充足するためのケア	手術および生体侵襲の強い検査・処置に起因する「合併症」の発生防止のためのケア	投与された薬剤による「有害事象」の発生防止のためのケア	行為名称 管理番号	第2階層 グループ名称	第3階層 行為名称	第4階層 行為名称
指導・教育（つづき）	○	○		12000842	生活制限に関するオリエンテーション	安静度	
組織間調整	○			12000376	治療・検査に関係する意思決定支援	治療に関係する情報提供状況の確認	
	○			12000377	治療・検査に関係する意思決定支援	理解・納得状況の確認	
	○			12000378	治療・検査に関係する意思決定支援	IC同席	
	○			12000379	治療・検査に関係する意思決定支援	治療に関係する情報提供	
機器などの装着に伴うケア	○	○	○	12000446	その他の医療機器・医療用物品	留置時管理	輸液ルート
	○	○		12000497	その他の医療機器・医療用物品	留置時管理	尿道留置カテーテル
	○			12000936	その他の医療機器・医療用物品	排液	ハルンバッグ
	○	○		12000589	その他の医療機器・医療用物品	装着中のケア	固定の安全管理
	○	○		12000590	その他の医療機器・医療用物品	装着中のケア	固定部位の皮膚ケア
	○	○		12001049	ME機器	ME機器作動状態の確認	サチュレーションモニター
	○	○		12001048	ME機器	ME機器作動状態の確認	心電図モニター
死者および遺族に対するケア							
その他							

5.1.3 回復期

(1) 検査・処置・治療

検査	必要時，血液検査，心電図検査など
治療	

(2) 観察

大分類	疾患に起因する症状	手術および生体侵襲の強い検査・処置に起因する「合併症」	投与された薬剤による「有害事象」	観察名称管理番号	観察名称	結果管理番号	結果単位	結　果
バイタルサイン	○	○	○	31001848	収縮期血圧	31001848R	mmHg	999
	○	○	○	31001849	拡張期血圧	31001849R	mmHg	999
	○	○	○	31000595	心拍数	31000595R	回/分	999
	○	○	○	31001390	脈拍	31001390R	回/分	999
	○	○	○	31001368	体温	31001368R	℃	99.9
	○	○	○	31001369	呼吸数	31001369R	回/分	99
INTAKE/OUTPUT	○	○	○	31000010	飲水量(食事)	31000010R	ml	9999
	○	○	○	31000011	飲水量(食事外)	31000011R	ml	9999
	○	○	○	31001630	食事摂取量(経口主食)	31001630R		全量／ほぼ全量／半量／少量／摂取なし
	○	○	○	31001631	食事摂取量(経口副食)	31001631R		全量／ほぼ全量／半量／少量／摂取なし
	○	○	○	31000018	INTAKE 合計	31000018R	ml	99999.9
	○	○	○	31000021	尿量	31000021R	ml	9999
	○	○	○	31000027	尿回数	31000027R	回/日	99
	○	○	○	31000019	OUTPUT 合計	31000019R	ml	99999.9
自覚症状と系統機能別観察	○	○		31000496	疼痛(胸部)	31000496R		−／＋
	○	○		31000918	胸部圧迫感	31000918R		−／±／＋／＋＋
	○	○		31000575	不整脈	31000575R		コメント
	○	○		31000597	心雑音	31000597R		−／±／＋／＋＋
	○	○		31000598	心雑音の種類	31000598R		収縮期雑音／拡張期雑音
	○	○		31000596	心拍リズム不整	31000596R		−／＋
	○	○		31001952	心電図モニター波形	31001952R		SR／Af／AF／VF／Vf／VT／PSVT／PVC／PAC／洞停止／二段脈／三段脈／RonT 現象／ペーシング／WPW 症候群／I 度 AV ブロック／II 度 AV ブロック／III 度 AV ブロック
	○	○		31000579	ST 変化	31000579R		−／＋
	○	○		31001953	Af(心房細動)	31001953R		−／＋
	○	○		31001954	Af(心房細動)	31001954R		コメント
	○	○		31001955	AF(心房粗動)	31001955R		−／＋
	○	○		31001956	AF(心房粗動)	31001956R		コメント
	○	○		31001957	VF(心室粗動)	31001957R		−／＋
	○	○		31001958	VF(心室粗動)	31001958R		コメント
	○	○		31001959	Vf(心室細動)	31001959R		−／＋
	○	○		31001960	Vf(心室細動)	31001960R		コメント
	○	○		31001961	VT(心室性頻拍)	31001961R		−／＋
	○	○		31001962	VT(心室性頻拍)	31001962R		コメント
	○	○		31001965	PVC(心室性期外収縮)	31001965R	回/分	99
	○	○		31001966	PVC(心室性期外収縮)	31001966R		コメント
	○	○		31001967	PVC(心室性期外収縮)回数	31001967R	回	99
	○	○		31001968	PVC(心室性期外収縮)連発	31001968R	連発	99
	○	○		31001969	PAC(心房性期外収縮)	31001969R		−／＋
	○	○	○	31000573	動悸	31000573R		−／±／＋／＋＋

大分類	疾患に起因する症状	手術および生体侵襲の強い検査・処置に起因する「合併症」	投与された薬剤による「有害事象」	観察名称管理番号	観察名称	結果管理番号	結果単位	結果
自覚症状と系統機能別観察（つづき）		○		31001486	洞性頻脈	31001486R		−／＋
		○		31001405	疼痛（穿刺部）	31001405R		−／±／＋／＋＋
		○		31000382	血腫（シース挿入部）	31000382R		−／＋
		○		31001879	血腫範囲（シース挿入部）	31001879R	縦cm：横cm	999.9／999.9
	○	○	○	31000399	気分不快	31000399R		−／±／＋／＋＋
	○	○	○	31000545	冷汗	31000545R		−／±／＋／＋＋
	○	○		31000400	不眠	31000400R		−／±／＋／＋＋
	○	○		31000405	不安	31000405R		−／±／＋／＋＋
	○	○		31000406	不安	31000406R		コメント

（3）行　為

第1階層グループ名称	医療介入によって発生するケアニーズを充足するためのケア	手術および生体侵襲の強い検査・処置に起因する「合併症」の発生防止のためのケア	投与された薬剤による「有害事象」の発生防止のためのケア	行為名称管理番号	第2階層グループ名称	第3階層行為名称	第4階層行為名称
日常生活ケア	○	○		12000637	清潔ケア	清拭	
	○	○		12000018	清潔ケア	陰部洗浄	
	○	○		12000008	清潔ケア	シャワー浴	
	○	○		12000021	清潔ケア	歯磨き介助	
	○	○		12000643	整容・更衣ケア	更衣	
	○	○		12000051	整容・更衣ケア	更衣	断続的観察
	○			12000116	安全ケア	転倒防止ケア	
	○			12000663	安全ケア	転落防止ケア	
	○			12000660	移動ケア	歩行介助	
	○			12000669	睡眠ケア	入眠を促す援助	
	○			12000134	睡眠ケア	入眠を促す援助	眠剤コントロール
	○			12000135	睡眠ケア	入眠を促す援助	マッサージ
	○			12000136	睡眠ケア	入眠を促す援助	足浴法
	○			12000137	睡眠ケア	入眠を促す援助	不安に関する会話
	○			12000138	睡眠ケア	入眠を促す援助	付きそい
	○			12000670	睡眠ケア	睡眠パターンの調整	
	○			12000141	睡眠ケア	睡眠パターンの調整	午睡を避ける
家族支援	○	○		12000696	家族への相談・助言	療養状況に関する情報提供	
	○	○		12000237	家族への相談・助言	療養状況に関する情報提供	患者の健康状態
	○	○		12000238	家族への相談・助言	療養状況に関する情報提供	介護者の状況
指導・教育	○		○	12000343	生活に適した薬の服用の教育・プランニング	薬の必要性に関する教育	
	○		○	12001627	生活に適した薬の服用の教育・プランニング	薬の必要性に関する教育	患者への指導
	○		○	12001628	生活に適した薬の服用の教育・プランニング	薬の必要性に関する教育	家族，親族への指導
	○		○	12000344	生活に適した薬の服用の教育・プランニング	薬の効用に関する指導	
	○		○	12001629	生活に適した薬の服用の教育・プランニング	薬の効用に関する指導	患者への指導
	○		○	12001630	生活に適した薬の服用の教育・プランニング	薬の効用に関する指導	家族，親族への指導

第1階層 グループ 名称	医療介入によって発生するケアニーズを充足するためのケア	手術および生体侵襲の強い検査・処置に起因する「合併症」の発生防止のためのケア	投与された薬剤による「有害事象」の発生防止のためのケア	行為名称 管理番号	第2階層 グループ名称	第3階層 行為名称	第4階層 行為名称
指導・教育 (つづき)	○		○	12000345	生活に適した薬の服用の教育・プランニング	薬の副作用出現時の指導	
	○		○	12001631	生活に適した薬の服用の教育・プランニング	薬の副作用出現時の指導	患者への指導
	○		○	12001632	生活に適した薬の服用の教育・プランニング	薬の副作用出現時の指導	家族, 親族への指導
	○		○	12000346	生活に適した薬の服用の教育・プランニング	薬の自己管理(量・服用時間)	
	○		○	12001633	生活に適した薬の服用の教育・プランニング	薬の自己管理(量・服用時間)	患者への指導
	○		○	12001634	生活に適した薬の服用の教育・プランニング	薬の自己管理(量・服用時間)	家族, 親族への指導
	○	○		12000366	生活指導	退院後の生活に対する指導	
	○	○		12000902	生活指導	禁煙の指導	
組織間調整	○			12000376	治療・検査に関係する意思決定支援	治療に関係する情報提供状況の確認	
	○			12000377	治療・検査に関係する意思決定支援	理解・納得状況の確認	
	○			12000378	治療・検査に関係する意思決定支援	IC同席	
	○			12000379	治療・検査に関係する意思決定支援	治療に関係する情報提供	
	○			12000384	退院時の調整	社会資源活用のための調整	
	○			12000385	退院時の調整	患者および家族との調整	
	○	○		12000908	他職種からのケア・指導を受けるための調整	栄養士へのコンサルテーション依頼	
	○	○	○	12000913	他職種からのケア・指導を受けるための調整	薬剤師へのコンサルテーション依頼	
	○			12000915	社会資源の利用	医療連携室の紹介	
機器などの装着に伴うケア	○			12000542	その他の医療機器・医療用物品	抜去時管理	輸液ルート
	○			12000545	その他の医療機器・医療用物品	抜去時管理	尿道留置カテーテル
	○			12001048	ME機器	ME機器作動状態の確認	心電図モニター
死者および遺族に対するケア							
その他	○			12000949	必要とするケアの査定	清潔ケア方法の査定	
	○			12000617	必要とするケアの査定	清潔ケア方法の査定	方法の選択
	○			12000618	必要とするケアの査定	清潔ケア方法の査定	実施者の選択
	○			12000619	必要とするケアの査定	清潔ケア方法の査定	物品の選択
	○			12000950	必要とするケアの査定	整容・更衣ケア方法の査定	
	○			12000620	必要とするケアの査定	整容・更衣ケア方法の査定	方法の選択
	○			12000621	必要とするケアの査定	整容・更衣ケア方法の査定	実施者の選択
	○			12000622	必要とするケアの査定	整容・更衣ケア方法の査定	物品の選択

第1階層グループ名称	医療介入によって発生するケアニーズを充足するためのケア	手術および生体侵襲の強い検査・処置に起因する「合併症」の発生防止のためのケア	投与された薬剤による「有害事象」の発生防止のためのケア	行為名称管理番号	第2階層グループ名称	第3階層行為名称	第4階層行為名称
その他（つづき）	○			12000623	必要とするケアの査定	整容・更衣ケア方法の査定	衣類の選択
	○			12000951	必要とするケアの査定	栄養・食事ケア方法の査定	
	○			12000624	必要とするケアの査定	栄養・食事ケア方法の査定	方法の選択
	○			12000625	必要とするケアの査定	栄養・食事ケア方法の査定	経路の選択
	○			12000626	必要とするケアの査定	栄養・食事ケア方法の査定	実施者の選択
	○			12000627	必要とするケアの査定	栄養・食事ケア方法の査定	用具の選択
	○			12001366	必要とするケアの査定	栄養・食事ケア方法の査定	経管栄養剤の選択
	○			12001367	必要とするケアの査定	栄養・食事ケア方法の査定	補助食品の選択
	○			12000952	必要とするケアの査定	排泄ケア方法の査定	
	○			12000628	必要とするケアの査定	排泄ケア方法の査定	方法の選択
	○			12000629	必要とするケアの査定	排泄ケア方法の査定	実施者の選択
	○			12000630	必要とするケアの査定	排泄ケア方法の査定	頻度の決定
	○			12000631	必要とするケアの査定	排泄ケア方法の査定	用具の選択
	○			12000953	必要とするケアの査定	移動ケア方法の査定	
	○			12000632	必要とするケアの査定	移動ケア方法の査定	方法の選択
	○			12000633	必要とするケアの査定	移動ケア方法の査定	実施者の選択
	○			12000634	必要とするケアの査定	移動ケア方法の査定	用具の選択

6. 周産期

6.1 経腟分娩（正常・吸引・鉗子）
6.1.1 分娩第1期
(1) 検査・処置・治療

検査	超音波断層法		異常時，母体および胎児の確認を行う	
	尿検査		尿糖	
			尿蛋白	
	胎児心拍陣痛図		胎児心拍数	基線
				基線細変動
				一過性徐脈
				一過性頻脈
				胎児心拍数パターン
			発作の持続時間	
			陣痛間欠	
	内診		子宮口開大	
			頸管展退度	
			胎児下降度	
			回旋	
			回旋異常	
			子宮口の位置	
			子宮口の硬度	
治療	異常発生時，合併症悪化時は治療が行われる			

(2) 観察

大分類	疾患に起因する症状	手術および生体侵襲の強い検査・処置に起因する「合併症」	投与された薬剤による「有害事象」	観察名称管理番号	観察名称	結果管理番号	結果単位	結果
バイタルサイン	○	○	○	31001848	収縮期血圧	31001848R	mmHg	999
	○	○	○	31001849	拡張期血圧	31001849R	mmHg	999
	○	○	○	31001390	脈拍数	31001390R	回/分	999
		○		31001369	呼吸数	31001369R	回/分	99
		○		31001368	体温	31001368R	℃	99.9
INTAKE/OUTPUT		○		31001630	食事摂取量(主食)	31001630R		全量／ほぼ全量／半量／少量／摂取なし
		○		31001631	食事摂取量(副食)	31001631R		全量／ほぼ全量／半量／少量／摂取なし
		○		31000010	飲水量(食事)	31000010R	ml	9999
		○		31000011	飲水量(食事外)	31000011R	ml	9999
	○			31000014	輸液量	31000014R	ml	99999.9
自覚症状と系統機能別観察	○				<new>妊娠週日数		週：日	99：9
		○			<new>浮腫(脛骨前部)			－／±／＋／＋＋
	○	○	○	31002373	児心音(ドプラー)	31002373R	bpm/m	999
	○	○	○	31001266	胎児心拍数基線	31001266R	bpm/m	999
	○	○	○		<new>胎児心拍数(CTG)			110bpm/m 未満／110～160bpm/m／160bpm/m 以上
	○	○	○	31002251	胎児の一過性徐脈の種類	31002251R		軽度変動一過性／軽度遅発一過性／軽度遷延一過性／高度変動一過性／高度遅発一過性／高度遷延一過性／サイナソイダルパターン
	○	○	○		<new>胎児心拍数基線細変動(CTG)			細変動消失／細変動減少／細変動中等度／細変動増加
	○	○		31001280	陣痛開始の有無	31001280R		開始／未開始
	○	○		31001281	陣痛開始時間	31001281R	時：分	99：99
	○	○		31001282	陣痛間歇	31001282R	分	99

大分類	疾患に起因する症状	手術および生体侵襲の強い検査・処置に起因する「合併症」	投与された薬剤による「有害事象」	観察名称管理番号	観察名称	結果管理番号	結果単位	結果
自覚症状と系統機能別観察（つづき）	○	○		31002255	陣痛発作時間	31002255R	分：秒	99：99
	○	○		31001284	陣痛発作程度	31001284R		弱／中／強
	○	○		31001288	子宮口開大	31001288R	cm	99
	○	○			<new>子宮頚管展退度		％	999
	○	○			<new>児頭位置			－3／－2／－1／±0／＋1／＋2／＋3
	○	○			<new>子宮頚部硬度(ビショップスコア)			硬い／中程度／軟らかい
	○	○		31001291	子宮口位置	31001291R		前／中央／後
	○	○		31001293	胎胞の状態	31001293R		なし／軽度／緊満
	○	○			<new>児頭回旋			右後頭側(ROT)／右前方後頭(ROA)／前方後頭(OA)／左前方後頭位(LOA)／左後頭側方位(LOT)／左後頭後方位(LOP)／後頭後方(OP)／右後頭後方(ROP)
	○	○			<new>児頭回旋異常			－／＋
	○	○			<new>子宮頚管開大(時間)		時：分	99：99
	○	○		31001301	破水(時間)	31001301R	時：分	99：99
	○	○			<new>破水の種類			人工／自然
	○	○			<new>破水			－／＋
	○	○			<new>前期破水			－／＋
	○	○			<new>羊水流出量(ナプキン)		g	999
	○	○			<new>羊水流出量		ml	999
	○	○		31001302	羊水流出	31001302R		－／＋
	○	○		31001303	羊水混濁	31001303R		－／±／＋／＋＋
	○	○		31001682	羊水色調	31001682R		透明／淡黄色／緑色／ピンク／赤／淡緑色／緑黄色／血液混入／胎便混入
	○	○		31001679	羊水臭気	31001679R		－／±／＋／＋＋
	○	○		31001277	羊水流出感	31001277R		－／＋
	○	○			<new>血性分泌物			－／±／＋／＋＋
	○	○	○	31000741	出血	31000741R		－／±／＋／＋＋
	○	○	○	31000295	出血量	31000295R	g	9999
	○	○		31001306	出血量(分娩第1期)	31001306R	g	9999.9
	○	○			<new>会陰部膨隆			－／±／＋／＋＋
	○	○			<new>外陰部膨隆			－／±／＋／＋＋
	○	○			<new>肛門哆開			－／±／＋／＋＋
	○	○			<new>陰裂哆開			－／±／＋／＋＋
	○	○			<new>肛門圧迫感			－／±／＋／＋＋
	○	○		31001285	産痛部位	31001285R		背部／下腹部／腰部／恥骨部／大腿部
	○	○		31001287	努責	31001287R		－／±／＋／＋＋
	○	○			<new>声もれ(陣痛発作時)			－／±／＋／＋＋
	○	○			<new>表情(陣痛発作時)			平静／苦痛表情／苦悶表情
	○	○			<new>精神状態(分娩期)			安定／不安定／混乱

大分類	疾患に起因する症状	手術および生体侵襲の強い検査・処置に起因する「合併症」	投与された薬剤による「有害事象」	観察名称管理番号	観察名称	結果管理番号	結果単位	結果
自覚症状と系統機能別観察（つづき）		○		31000606	末梢冷感	31000606R		－／±／＋／＋＋
		○		31002676	疲労感	31002676R		－／±／＋／＋＋
		○		31001264	胎動	31001264R		－／±／＋／＋＋
	○	○		31000519	腰痛	31000519R		－／±／＋／＋＋
	○	○		31001263	疼痛（恥骨部）	31001263R		－／±／＋／＋＋
	○	○		31000512	疼痛（下腹部）	31000512R		－／±／＋／＋＋
	○			31000337	便意	31000337R		－／＋
	○			31000329	尿意	31000329R		－／±／＋／＋＋
	○	○	○	31000340	便秘	31000340R		－／＋
	○	○	○	31000347	下痢	31000347R		－／±／＋／＋＋
	○			31002266	脱肛	31002266R		－／＋
		○		31000460	しびれ（上肢）	31000460R		－／±／＋／＋＋
		○		31001002	しびれ（四肢）	31001002R		－／±／＋／＋＋
		○		31002252	こわばり（手指）	31002252R		－／±／＋／＋＋
		○		31000462	しびれ（口唇）	31000462R		－／±／＋／＋＋
	○	○			＜new＞過呼吸			－／±／＋／＋＋
		○		31000490	頭痛	31000490R		－／±／＋／＋＋
		○		31000854	眼華閃発	31000854R		－／±／＋／＋＋
		○		31000393	嘔気	31000393R		－／±／＋／＋＋
		○		31000948	嘔吐	31000948R		－／±／＋／＋＋
	○	○		31001239	焦燥感	31001239R		－／±／＋／＋＋
	○	○		31002676	疲労感	31002676R		－／±／＋／＋＋
	○			31000413	発汗	31000413R		－／±／＋／＋＋
	○			31000414	熱感	31000414R		－／±／＋／＋＋
	○			31000423	悪寒	31000423R		－／±／＋／＋＋
		○		31000545	冷汗	31000545R		－／±／＋／＋＋

（3）行 為

第1階層グループ名称	医療介入によって発生するケアニーズを充足するためのケア	手術および生体侵襲の強い検査・処置に起因する「合併症」の発生防止のためのケア	投与された薬剤による「有害事象」の発生防止のためのケア	行為名称管理番号	第2階層グループ名称	第3階層行為名称	第4階層行為名称
日常生活ケア	○			12001141	清潔ケア	清拭	部分介助
	○			12001381	清潔ケア	含嗽	部分介助
	○			12001373	清潔ケア	歯磨き介助	部分介助
	○	○		12000116	安全ケア	転倒防止ケア	
	○			12000049	整容・更衣ケア	更衣	部分介助
	○			12000050	整容・更衣ケア	更衣	継続的観察
	○			12000051	整容・更衣ケア	更衣	断続的観察
	○	○		12001390	起居動作支援	体位の変換	
	○	○		12001391	起居動作支援	体位の変換	全介助
	○	○		12001392	起居動作支援	体位の変換	部分介助
	○	○		12001393	起居動作支援	体位の変換	継続的観察
	○	○		12001394	起居動作支援	体位の変換	断続的観察
	○	○		12000657	移動ケア	移動介助	
	○	○		12000095	移動ケア	移動介助	全介助
	○	○		12000096	移動ケア	移動介助	部分介助
	○	○		12000097	移動ケア	移動介助	継続的観察
	○	○		12000098	移動ケア	移動介助	断続的観察
	○	○		12000658	移動ケア	移送	
	○	○		12000099	移動ケア	移送	ストレッチャー
	○			12000671	苦痛の予防・軽減ケア	疼痛緩和	
	○			12000148	苦痛の予防・軽減ケア	疼痛緩和	薬剤
家族支援	○			12000696	家族への相談・助言	療養状況に関する情報提供	
	○			12000237	家族への相談・助言	療養状況に関する情報提供	患者の健康状態

6.1 経腟分娩(正常・吸引・鉗子) / 分娩第1期

第1階層グループ名称	医療介入によって発生するケアニーズを充足するためのケア	手術および生体侵襲の強い検査・処置に起因する「合併症」の発生防止のためのケア	投与された薬剤による「有害事象」の発生防止のためのケア	行為名称管理番号	第2階層グループ名称	第3階層行為名称	第4階層行為名称
家族支援(つづき)	○	○		12000651	排泄ケア	薬理的排便調整(医師の指示による)	
	○	○		12000074	排泄ケア	薬理的排便調整(医師の指示による)	下剤
	○	○		12000075	排泄ケア	薬理的排便調整(医師の指示による)	座薬
	○	○		12000076	排泄ケア	薬理的排便調整(医師の指示による)	浣腸
指導・教育	○		○	12000343	生活に適した薬の服用の教育・プランニング	薬の必要性に関する教育	
	○		○	12001627	生活に適した薬の服用の教育・プランニング	薬の必要性に関する教育	患者への指導
	○		○	12001628	生活に適した薬の服用の教育・プランニング	薬の必要性に関する教育	家族,親族への指導
	○		○	12000344	生活に適した薬の服用の教育・プランニング	薬の効用に関する指導	
	○		○	12001629	生活に適した薬の服用の教育・プランニング	薬の効用に関する指導	患者への指導
	○		○	12001630	生活に適した薬の服用の教育・プランニング	薬の効用に関する指導	家族,親族への指導
	○		○	12000345	生活に適した薬の服用の教育・プランニング	薬の副作用出現時の指導	
	○		○	12001631	生活に適した薬の服用の教育・プランニング	薬の副作用出現時の指導	患者への指導
	○		○	12001632	生活に適した薬の服用の教育・プランニング	薬の副作用出現時の指導	家族,親族への指導
	○		○	12000346	生活に適した薬の服用の教育・プランニング	薬の自己管理(量・服用時間)	
	○		○	12001633	生活に適した薬の服用の教育・プランニング	薬の自己管理(量・服用時間)	患者への指導
	○		○	12001634	生活に適した薬の服用の教育・プランニング	薬の自己管理(量・服用時間)	家族,親族への指導
	○		○	12000347	生活に適した薬の服用の教育・プランニング	自分で行う薬の調節(量・服用時間)に関する指導	
	○		○	12001635	生活に適した薬の服用の教育・プランニング	自分で行う薬の調節(量・服用時間)に関する指導	患者への指導
	○		○	12001636	生活に適した薬の服用の教育・プランニング	自分で行う薬の調節(量・服用時間)に関する指導	家族,親族への指導
妊産褥婦のケア	○			13000193	分娩進行状態のモニタリング	内診	
	○			13000194	分娩進行状態のモニタリング	レオポルド触診	
	○			13000637	分娩進行状態のモニタリング	超音波検査	
	○			13000195	分娩進行状態のモニタリング	超音波検査	経腹

第1階層グループ名称	医療介入によって発生するケアニーズを充足するためのケア	手術および生体侵襲の強い検査・処置に起因する「合併症」の発生防止のためのケア	投与された薬剤による「有害事象」の発生防止のためのケア	行為名称管理番号	第2階層グループ名称	第3階層行為名称	第4階層行為名称
妊産褥婦のケア（つづき）	○			13000196	分娩進行状態のモニタリング	超音波検査	経腟
	○			13000638	分娩進行状態のモニタリング	陣痛測定	
	○			13000197	分娩進行状態のモニタリング	陣痛測定	分娩監視装置
	○			13000198	分娩進行状態のモニタリング	陣痛測定	触診法
	○			13000639	分娩進行状態のモニタリング	胎児心音聴取	
	○			13000199	分娩進行状態のモニタリング	胎児心音聴取	分娩監視装置
	○			13000200	分娩進行状態のモニタリング	胎児心音聴取	ドプラー
	○			13000201	分娩進行状態のモニタリング	胎児心音聴取	トラウベ
	○			13000202	分娩介助	環境調整	
	○			13000203	分娩介助	体位の調整	
	○			13000640	分娩介助	非薬理的産痛緩和	
	○			13000204	分娩介助	非薬理的産痛緩和	温罨法
	○			13000205	分娩介助	非薬理的産痛緩和	シャワー・入浴
	○			13000206	分娩介助	非薬理的産痛緩和	足浴法
	○			13000207	分娩介助	非薬理的産痛緩和	マッサージ
	○			13000208	分娩介助	非薬理的産痛緩和	指圧
	○			13000209	分娩介助	非薬理的産痛緩和	圧迫法
	○			13000210	分娩介助	非薬理的産痛緩和	呼吸法
	○			13000211	分娩介助	非薬理的産痛緩和	アロマセラピー
	○			13000212	分娩介助	非薬理的産痛緩和	灸
			○	13000213	分娩介助	薬剤による産痛緩和（医師の指示による）	
	○			13000641	分娩介助	非薬理的分娩促進	
	○			13000214	分娩介助	非薬理的分娩促進	足浴法
	○			13000215	分娩介助	非薬理的分娩促進	歩行
	○			13000216	分娩介助	非薬理的分娩促進	乳頭マッサージ
	○			13000217	分娩介助	非薬理的分娩促進	指圧
	○			13000218	分娩介助	非薬理的分娩促進	圧迫法
	○			13000219	分娩介助	非薬理的分娩促進	呼吸法
	○			13000220	分娩介助	非薬理的分娩促進	アロマセラピー
	○			13000221	分娩介助	非薬理的分娩促進	灸
			○	13000222	分娩介助	薬剤による分娩促進（医師の指示による）	
	○			13000642	分娩介助	精神的支援と指導	
	○			13000223	分娩介助	精神的支援と指導	精神的支援
	○			13000224	分娩介助	精神的支援と指導	分娩中のすごし方（食事・清潔・排泄・動静）
	○			13000225	分娩介助	精神的支援と指導	体位の調整
	○			13000226	分娩介助	精神的支援と指導	呼吸法
	○			13000227	分娩介助	精神的支援と指導	マッサージ
	○			13000228	分娩介助	精神的支援と指導	分娩経過の提示

6.1.2 分娩第2期

(1) 検査・処置・治療

検査	超音波断層法	異常発生時,母体および胎児の確認を行う	
	尿検査	尿糖	
		尿蛋白	
	胎児心拍陣痛図	陣痛間欠	
		胎児心拍数	基線
			基線細変動
			一過性徐脈
			一過性頻脈
			胎児心拍数パターン
		発作の持続時間	
	内診	胎児下降度	
		回旋	
		回旋異常	
治療	異常発生時,合併症悪化時は急速遂娩が行われる		

(2) 観察

大分類	疾患に起因する症状	手術および生体侵襲の強い検査・処置に起因する「合併症」	投与された薬剤による「有害事象」	観察名称管理番号	観察名称	結果管理番号	結果単位	結果
バイタルサイン	○	○	○	31001848	収縮期血圧	31001848R	mmHg	999
	○	○	○	31001849	拡張期血圧	31001849R	mmHg	999
	○	○	○	31001390	脈拍数	31001390R	回/分	999
	○	○	○	31001369	呼吸数	31001369R	回/分	99
	○	○	○	31001368	体温	31001368R	℃	99.9
INTAKE/OUTPUT		○		31000011	飲水量(食事外)	31000011R	ml	9999
		○		31000014	輸液量	31000014R	ml	99999.9
自覚症状と系統機能別観察	○				<new>妊娠週日数		週:日	99:99
	○	○			<new>浮腫(前脛骨部)			−/±/+/++
	○	○	○	31002373	児心音(ドプラー)	31002373R	bpm/m	999
	○	○	○	31001266	胎児心拍数基線	31001266R	bpm/m	999
	○	○	○		<new>胎児心拍数(CTG)			110bpm/m 未満/110〜160bpm/m/160bpm/m 以上
	○	○	○	31002251	胎児の一過性徐脈の種類	31002251R		軽度変動一過性/軽度遅発一過性/軽度遷延一過性/高度変動一過性/高度遅発一過性/高度遷延一過性/サイナソイダルパターン
	○	○	○	31002248	胎児心拍数基線細変動(CTG)	31002248R		細変動消失/細変動減少/細変動中等度/細変動増加
	○	○		31001282	陣痛間歇	31001282R	分	99
	○	○		31002255	陣痛発作時間	31002255R	分:秒	99:99
	○	○		31001284	陣痛発作程度	31001284R		弱/中/強
	○	○			<new>子宮頸管展退度		%	999
	○	○			<new>児頭位置			−3/−2/−1/±0/+1/+2/+3
	○	○		31001293	胎胞の状態	31001293R		なし/軽度/緊満
	○	○			<new>児頭回旋			右後頭側(ROT)/右前方後頭(ROA)/前方後頭(OA)/左前方後頭位(LOA)/左後頭側方位(LOT)/左後頭後方位(LOP)/後頭後方(OP)/右後頭後方(ROP)
	○	○			<new>児頭回旋異常			−/+

大分類	疾患に起因する症状	手術および生体侵襲の強い検査・処置に起因する「合併症」	投与された薬剤による「有害事象」	観察名称管理番号	観察名称	結果管理番号	結果単位	結　果
自覚症状と系統機能別観察（つづき）	○	○			<new>子宮頚管開大(時間)		時：分	99：99
	○	○			<new>分娩時間		時：分	99：99
	○	○		31001301	破水(時間)	31001301R	時：分	99：99
	○	○			<new>破水の種類			人工／自然
	○	○		31001300	破水	31001300R		－／＋
	○	○			<new>羊水流出量(ナプキン)		g	999
	○	○			<new>羊水流出量		ml	999
	○	○		31001302	羊水流出	31001302R		－／＋
	○	○		31001303	羊水混濁	31001303R		－／±／＋／＋＋
	○	○		31001682	羊水色調	31001682R		透明／淡黄色／緑色／ピンク／赤／淡緑色／血液混入／胎便混入
	○	○		31001679	羊水臭気	31001679R		－／±／＋／＋＋
	○	○		31001277	羊水流出感	31001277R		－／＋
	○	○			<new>血性分泌物			－／±／＋／＋＋
	○	○	○	31000295	出血量	31000295R	g	9999
	○	○		31001307	出血量(分娩第2期)	31001307R	g	9999.9
	○	○			<new>会陰部膨隆			－／±／＋／＋＋
	○	○			<new>外陰部膨隆			－／±／＋／＋＋
	○	○			<new>肛門哆開			－／±／＋／＋＋
	○	○			<new>陰裂哆開			－／±／＋／＋＋
	○	○			<new>肛門圧迫感			－／±／＋／＋＋
	○	○			<new>排臨時間		時：分	99：99
	○	○			<new>発露時間		時：分	99：99
	○	○			<new>会陰切開			－／＋
	○	○			<new>会陰切開			右／左／中央
	○	○			<new>会陰裂傷			－／＋
	○	○			<new>会陰裂傷程度			Ⅰ度／Ⅱ度／Ⅲ度／Ⅳ度
	○	○		31001285	産痛部位	31001285R		背部／下腹部／腰部／恥骨部／大腿部
	○	○		31001287	努責	31001287R		－／±／＋／＋＋
	○	○			<new>声もれ(陣痛発作時)			－／±／＋／＋＋
	○	○			<new>表情(陣痛発作時)			平静／苦痛表情／苦悶表情
	○	○			<new>精神状態(分娩期)			安定／不安定／混乱
		○		31000606	末梢冷感	31000606R		－／±／＋／＋＋
	○	○		31002676	疲労感	31002676R		－／±／＋／＋＋
	○	○		31000519	腰痛	31000519R		－／±／＋／＋＋
	○	○		31001263	疼痛(恥骨部)	31001263R		－／±／＋／＋＋
	○	○		31000512	疼痛(下腹部)	31000512R		－／±／＋／＋＋
	○	○		31000337	便意	31000337R		－／＋
	○	○		31000329	尿意	31000329R		－／±／＋／＋＋
	○	○		31002266	脱肛	31002266R		－／＋
	○	○		31000460	しびれ(上肢)	31000460R		－／±／＋／＋＋
	○	○		31001002	しびれ(四肢)	31001002R		－／±／＋／＋＋
	○	○		31000462	しびれ(口唇)	31000462R		－／±／＋／＋＋
	○	○			<new>過呼吸			－／±／＋／＋＋
		○		31000490	頭痛	31000490R		－／±／＋／＋＋
		○		31000854	眼華閃発	31000854R		－／±／＋／＋＋
		○		31000393	嘔気	31000393R		－／±／＋／＋＋

大分類	疾患に起因する症状	手術および生体侵襲の強い検査・処置に起因する「合併症」	投与された薬剤による「有害事象」	観察名称管理番号	観察名称	結果管理番号	結果単位	結　果
自覚症状と系統機能別観察（つづき）		○		31000948	嘔吐	31000948R		－／±／＋／＋＋
		○		31001239	焦燥感	31001239R		－／±／＋／＋＋
	○	○		31002676	疲労感	31002676R		－／±／＋／＋＋
	○	○		31000413	発汗	31000413R		－／±／＋／＋＋
	○	○		31000414	熱感	31000414R		－／±／＋／＋＋
	○	○		31000423	悪寒	31000423R		－／±／＋／＋＋
		○		31000545	冷汗	31000545R		－／±／＋／＋＋

(3) 行　為

第1階層グループ名称	医療介入によって発生するケアニーズを充足するためのケア	手術および生体侵襲の強い検査・処置に起因する「合併症」の発生防止のためのケア	投与された薬剤による「有害事象」の発生防止のためのケア	行為名称管理番号	第2階層グループ名称	第3階層行為名称	第4階層行為名称
日常生活ケア	○			12001141	清潔ケア	清拭	部分介助
	○			12001381	清潔ケア	含嗽	部分介助
	○			12000116	安全ケア	転倒防止ケア	
	○			12001392	起居動作支援	体位の変換	部分介助
	○			12000096	移動ケア	移動介助	部分介助
	○			12000097	移動ケア	移動介助	継続的観察
	○			12000658	移動ケア	移送	
	○			12000099	移動ケア	移送	ストレッチャー
	○			12000100	移動ケア	移送	車椅子
	○			12000671	苦痛の予防・軽減ケア	疼痛緩和	
	○			12000148	苦痛の予防・軽減ケア	疼痛緩和	薬剤
	○			12000082	排泄ケア	導尿	
家族支援	○			12000696	家族への相談・助言	療養状況に関する情報提供	
	○			12000237	家族への相談・助言	療養状況に関する情報提供	患者の健康状態
妊産褥婦のケア	○			13000193	分娩進行状態のモニタリング	内診	
	○			13000194	分娩進行状態のモニタリング	レオポルド触診	
	○	○		13000637	分娩進行状態のモニタリング	超音波検査	
	○	○		13000195	分娩進行状態のモニタリング	超音波検査	経腹
	○	○		13000196	分娩進行状態のモニタリング	超音波検査	経腟
	○	○		13000638	分娩進行状態のモニタリング	陣痛測定	
	○	○		13000197	分娩進行状態のモニタリング	陣痛測定	分娩監視装置
	○	○		13000198	分娩進行状態のモニタリング	陣痛測定	触診法
	○	○		13000639	分娩進行状態のモニタリング	胎児心音聴取	
	○	○		13000199	分娩進行状態のモニタリング	胎児心音聴取	分娩監視装置
	○	○		13000200	分娩進行状態のモニタリング	胎児心音聴取	ドプラー
	○			13000202	分娩介助	環境調整	
	○			13000203	分娩介助	体位の調整	
	○			13000640	分娩介助	非薬理的産痛緩和	
	○			13000204	分娩介助	非薬理的産痛緩和	温罨法
	○			13000207	分娩介助	非薬理的産痛緩和	マッサージ
	○			13000208	分娩介助	非薬理的産痛緩和	指圧
	○			13000209	分娩介助	非薬理的産痛緩和	圧迫法

第1階層グループ名称	医療介入によって発生するケアニーズを充足するためのケア	手術および生体侵襲の強い検査・処置に起因する「合併症」の発生防止のためのケア	投与された薬剤による「有害事象」の発生防止のためのケア	行為名称管理番号	第2階層グループ名称	第3階層行為名称	第4階層行為名称
妊産褥婦のケア（つづき）	○			13000210	分娩介助	非薬理的産痛緩和	呼吸法
				13000211	分娩介助	非薬理的産痛緩和	アロマセラピー
	○			13000213	分娩介助	薬剤による産痛緩和（医師の指示による）	
	○			13000641	分娩介助	非薬理的分娩促進	
	○			13000217	分娩介助	非薬理的分娩促進	指圧
	○			13000218	分娩介助	非薬理的分娩促進	圧迫法
	○			13000219	分娩介助	非薬理的分娩促進	呼吸法
				13000220	分娩介助	非薬理的分娩促進	アロマセラピー
	○			13000222	分娩介助	薬剤による分娩促進（医師の指示による）	
	○			13000642	分娩介助	精神的支援と指導	
	○			13000223	分娩介助	精神的支援と指導	精神的支援
	○			13000225	分娩介助	精神的支援と指導	体位の調整
	○			13000226	分娩介助	精神的支援と指導	呼吸法
	○			13000227	分娩介助	精神的支援と指導	マッサージ
	○			13000228	分娩介助	精神的支援と指導	分娩経過の提示
	○			13000643	分娩介助	直接分娩介助	
	○			13000229	分娩介助	直接分娩介助	児娩出時の介助

6.1.3 分娩第3期

(1) 検査・処置・治療

検査	検体検査	臍帯血(血液ガス分析)
	超音波断層法	異常発生時，子宮の状態の確認を行う
治療	異常発生時，合併症悪化時は治療が行われる	

(2) 観察

大分類	疾患に起因する症状	手術および生体侵襲の強い検査・処置に起因する「合併症」	投与された薬剤による「有害事象」	観察名称管理番号	観察名称	結果管理番号	結果単位	結果
バイタルサイン	○	○	○	31001848	収縮期血圧	31001848R	mmHg	999
	○	○	○	31001849	拡張期血圧	31001849R	mmHg	999
	○	○	○	31001390	脈拍数	31001390R	回/分	999
	○	○	○	31001369	呼吸数	31001369R	回/分	99
	○	○	○	31001368	体温	31001368R	℃	99.9
INTAKE/OUTPUT	○	○		31000011	飲水量(食事外)	31000011R	ml	9999
	○	○		31000014	輸液量	31000014R	ml	99999.9
自覚症状と系統機能別観察	○				<new>分娩時間		時：分	99：99
	○	○			<new>アプガースコア			0点／1点／2点／3点／4点／5点／6点／7点／8点／9点／10点
	○	○			<new>心拍(アプガースコア)			なし／100/分以下／100/分以上
	○	○			<new>呼吸(アプガースコア)			なし／弱く泣く, 不規則な浅い呼吸／強く泣く, 規則的な呼吸
	○	○			<new>筋緊張(アプガースコア)			だらんとしている／いくらか四肢を曲げる／四肢を活発に動かす
	○	○			<new>反射(アプガースコア)			反応しない／顔をしかめる／泣く, 咳嗽・嘔吐反射
	○	○			<new>皮膚色(アプガースコア)			全身蒼白または暗紫色／体幹ピンク・四肢チアノーゼ／全身ピンク
	○				<new>外表奇形			−／＋
	○				<new>胎盤娩出時間		時：分	99：99
	○				<new>胎盤娩出部位			胎児面／母体面／混合
	○				<new>胎盤娩出状態			自然／軽圧
	○				<new>胎盤遺残			−／＋
	○	○		31001308	出血量(分娩第3期)	31001308R	g	9999.9
	○	○		31000295	出血量	31000295R	g	9999
	○	○		31000294	出血量	31000294R	ml	9999
	○	○		31001311	子宮底長(産後)	31001311R		臍上4横指／臍上3横指／臍上2横指／臍上1横指／臍高／臍下1横指／臍下2横指／臍下3横指／臍下4横指
	○	○			<new>子宮底長(産後)		cm	99
	○	○		31001313	子宮硬度	31001313R		良／やや良／不良
	○	○		31001318	後陣痛	31001318R		−／±／＋／＋＋
	○	○			<new>子宮頸管裂傷			−／＋
	○	○			<new>子宮頸管裂傷部位		時（°）	12時／1時／2時／3時／4時／5時／6時／7時／8時／9時／10時／11時

大分類	疾患に起因する症状	手術および生体侵襲の強い検査・処置に起因する「合併症」	投与された薬剤による「有害事象」	観察名称管理番号	観察名称	結果管理番号	結果単位	結果
自覚症状と系統機能別観察（つづき）	○	○			＜new＞腟壁裂傷		時（°）	－／＋
	○	○			＜new＞腟裂傷部位			コメント
	○	○		31001655	緊満（膀胱）	31001655R		－／±／＋／＋＋
	○			31002266	脱肛	31002266R		－／＋
	○			31001326	脱肛の大きさ	31001326R		小豆大／小指大／カリフラワー状
	○			31002268	疼痛（脱肛時）	31002268R		－／±
	○			31000456	しびれ	31000456R		－／±／＋／＋＋
	○			31000460	しびれ（上肢）	31000460R		－／±／＋／＋＋
	○			31001002	しびれ（四肢）	31001002R		－／±／＋／＋＋
	○				＜new＞精神状態（分娩期）			安定／不安定／混乱

（3）行 為

第1階層グループ名称	医療介入によって発生するケアニーズを充足するためのケア	手術および生体侵襲の強い検査・処置に起因する「合併症」の発生防止のためのケア	投与された薬剤による「有害事象」の発生防止のためのケア	行為名称管理番号	第2階層グループ名称	第3階層行為名称	第4階層行為名称
日常生活ケア	○	○		12001141	清潔ケア	清拭	部分介助
	○	○		12001381	清潔ケア	含嗽	部分介助
	○	○		12000116	安全ケア	転倒防止ケア	
	○	○		12001392	起居動作支援	体位の変換	部分介助
	○	○		12000096	移動ケア	移動介助	部分介助
	○	○		12000097	移動ケア	移動介助	継続的観察
	○	○		12000671	苦痛の予防・軽減ケア	疼痛緩和	
	○	○		12000148	苦痛の予防・軽減ケア	疼痛緩和	薬剤
	○	○		12000082	排泄ケア	導尿	
家族支援	○	○		12000696	家族への相談・助言	療養状況に関する情報提供	
	○	○		12000237	家族への相談・助言	療養状況に関する情報提供	患者の健康状態
妊産褥婦のケア	○			13000193	分娩進行状態のモニタリング	内診	
	○			13000202	分娩介助	環境調整	
	○			13000203	分娩介助	体位の調整	
	○	○		13000641	分娩介助	非薬理的分娩促進	
	○	○		13000217	分娩介助	非薬理的分娩促進	指圧
	○	○		13000218	分娩介助	非薬理的分娩促進	圧迫法
	○	○		13000219	分娩介助	非薬理的分娩促進	呼吸法
	○	○		13000220	分娩介助	非薬理的分娩促進	アロマセラピー
	○	○		13000222	分娩介助	薬剤による分娩促進（医師の指示による）	
	○	○		13000642	分娩介助	精神的支援と指導	
	○	○		13000223	分娩介助	精神的支援と指導	精神的支援
	○	○		13000225	分娩介助	精神的支援と指導	体位の調整
	○	○		13000226	分娩介助	精神的支援と指導	呼吸法
	○	○		13000227	分娩介助	精神的支援と指導	マッサージ
	○	○		13000228	分娩介助	精神的支援と指導	分娩経過の提示
	○	○		13000230	分娩介助	直接分娩介助	臍帯切断
	○	○		13000644	分娩介助	直接分娩介助	胎盤娩出介助
	○	○		13000653	新生児ケア	清潔	
	○	○		13000256	新生児ケア	清潔	沐浴
	○	○		13000257	新生児ケア	清潔	清拭
	○	○		13000258	新生児ケア	清潔	洗髪
	○	○		13000654	新生児ケア	移動	
	○	○		13000260	新生児ケア	移動	コット移動

6.1 経腟分娩（正常・吸引・鉗子） ／ 分娩第3期

第1階層 グループ 名称	医療介入によって発生するケアニーズを充足するためのケア	手術および生体侵襲の強い検査・処置に起因する「合併症」の発生防止のためのケア	投与された薬剤による「有害事象」の発生防止のためのケア	行為名称 管理番号	第2階層 グループ名称	第3階層 行為名称	第4階層 行為名称
妊産褥婦のケア（つづき）	○	○		13000261	新生児ケア	移動	包布・抱っこ
				13000655	新生児ケア	排泄	
	○	○		13000262	新生児ケア	排泄	オムツ交換
	○	○		13000263	新生児ケア	排泄	肛門刺激
	○			13000656	新生児ケア	栄養	
	○			13000264	新生児ケア	栄養	授乳
	○			13000265	新生児ケア	栄養	排気
	○			13000657	新生児ケア	安楽	
	○			13000266	新生児ケア	安楽	環境調整
	○			13000267	新生児ケア	安楽	体位の調整
		○		13000646	分娩介助	家族・付き添いへの支援	
		○		13000233	分娩介助	家族・付き添いへの支援	精神的支援
		○		13000234	分娩介助	家族・付き添いへの支援	家族・付き添いの関わり方(陣痛室)
		○		13000235	分娩介助	家族・付き添いへの支援	家族・付添い人の関わり方(分娩立会い時)
	○			13000236	分娩介助	出生直後の新生児ケア	
	○			13000647	分娩介助	早期接触支援	
	○			13000237	分娩介助	早期接触支援	カンガルーケア
	○			13000238	分娩介助	早期接触支援	だっこ介助
	○			13000239	分娩介助	早期接触支援	授乳介助
	○			13000648	分娩介助	非薬理的子宮復古の促進	
		○		13000240	分娩介助	非薬理的子宮復古の促進	冷罨法
		○		13000241	分娩介助	非薬理的子宮復古の促進	輪状マッサージ
		○		13000242	分娩介助	非薬理的子宮復古の促進	乳頭マッサージ
		○		13000243	分娩介助	非薬理的子宮復古の促進	授乳
		○		13000244	分娩介助	非薬理的子宮復古の促進	排泄の促進
		○		13000245	分娩介助	非薬理的子宮復古の促進	セルフケア指導(動静含む)
	○			13000246	分娩介助	分娩経過のレビュー・バースレビュー	
	○			13000649	産褥ケア	子宮復古の促進	褥婦が，産褥早期の異常を予防し，子宮復古を促進するためのケア

6.1.4 分娩第4期

(1) 検査・処置・治療

検査	超音波断層法	異常発生時,子宮の状態の確認を行う
	クスコ診	
治療	異常発生時,合併症悪化時は治療が行われる	

(2) 観察

大分類	疾患に起因する症状	手術および生体侵襲の強い検査・処置に起因する「合併症」	投与された薬剤による「有害事象」	観察名称管理番号	観察名称	結果管理番号	結果単位	結果
バイタルサイン	○	○	○	31001848	収縮期血圧	31001848R	mmHg	999
	○	○	○	31001849	拡張期血圧	31001849R	mmHg	999
	○	○	○	31001390	脈拍数	31001390R	回/分	999
	○	○	○	31001369	呼吸数	31001369R	回/分	99
	○	○	○	31001368	体温	31001368R	℃	99.9
INTAKE/OUTPUT	○	○		31000011	飲水量(食事外)	31000011R	ml	9999
				31000014	輸液量	31000014R	ml	99999.9
	○			31000010	飲水量(食事)	31000010R	ml	9999
	○	○		31001309	出血量(分娩第4期)	31001309R	g	9999.9
自覚症状と系統別観察	○	○		31000295	出血量	31000295R	g	9999
	○	○		31000294	出血量	31000294R	ml	9999
	○	○		31001311	子宮底長(産後)	31001311R		臍上4横指／臍上3横指／臍上2横指／臍上1横指／臍高／臍下1横指／臍下2横指／臍下3横指／臍下4横指
	○	○			<new>子宮底長(産後)		cm	99
	○	○		31001313	子宮硬度	31001313R		良／やや良／不良
	○	○		31001318	後陣痛	31001318R		－／±／＋／＋＋
	○	○		31001319	発赤(会陰切開・裂傷縫合部)	31001319R		－／±／＋／＋＋
	○	○		31001320	腫脹(会陰切開・裂傷縫合部)	31001320R		－／±／＋／＋＋
	○	○		31000470	疼痛	31000470R		－／±／＋／＋＋
	○			31002266	脱肛	31002266R		－／＋
	○			31001326	脱肛の大きさ	31001326R		小豆大／小指大／カリフラワー状
	○			31002267	脱肛の腫脹	31002267R		－／±／＋／＋＋
	○			31002268	疼痛(脱肛時)	31002268R		－／±
	○			31001655	緊満(膀胱)	31001655R		－／±／＋／＋＋
	○			31000329	尿意	31000329R		－／±／＋／＋＋
	○			31000327	残尿感	31000327R		－／±／＋／＋＋
	○			31001310	疲労感(産褥期)	31001310R		－／±／＋／＋＋
	○				<new>精神状態(産褥期)			安定／不安定／混乱
	○	○		31000519	腰痛	31000519R		－／±／＋／＋＋
	○	○		31001263	疼痛(恥骨部)	31001263R		－／±／＋／＋＋
	○	○		31000512	疼痛(下腹部)	31000512R		－／±／＋／＋＋
	○	○		31000407	眩暈	31000407R		－／±／＋／＋＋
	○	○		31001898	眩暈の種類	31001898R		回転性／浮動性／眼前暗黒感／動揺性

(3) 行為

第1階層グループ名称	医療介入によって発生するケアニーズを充足するためのケア	手術および生体侵襲の強い検査・処置に起因する「合併症」の発生防止のためのケア	投与された薬剤による「有害事象」の発生防止のためのケア	行為名称管理番号	第2階層グループ名称	第3階層行為名称	第4階層行為名称
日常生活ケア	○			12001141	清潔ケア	清拭	部分介助
	○			12001381	清潔ケア	含嗽	部分介助
	○			12000116	安全ケア	転倒防止ケア	
	○			12001392	起居動作支援	体位の変換	部分介助
	○			12000096	移動ケア	移動介助	部分介助
	○			12000097	移動ケア	移動介助	継続的観察
	○		○	12000671	苦痛の予防・軽減ケア	疼痛緩和	
	○		○	12000148	苦痛の予防・軽減ケア	疼痛緩和	薬剤
	○	○		12000082	排泄ケア	導尿	
家族支援	○	○		12000696	家族への相談・助言	療養状況に関する情報提供	
	○	○		12000237	家族への相談・助言	療養状況に関する情報提供	患者の健康状態
妊産褥婦のケア	○	○		13000193	分娩進行状態のモニタリング	内診	
	○	○		13000202	分娩介助	環境調整	
	○	○		13000203	分娩介助	体位の調整	
	○	○		13000641	分娩介助	非薬理的分娩促進	
	○	○		13000217	分娩介助	非薬理的分娩促進	指圧
	○	○		13000218	分娩介助	非薬理的分娩促進	圧迫法
	○	○		13000219	分娩介助	非薬理的分娩促進	呼吸法
				13000220	分娩介助	非薬理的分娩促進	アロマセラピー
	○	○		13000222	分娩介助	薬剤による分娩促進(医師の指示による)	
	○	○		13000642	分娩介助	精神的支援と指導	
	○	○		13000223	分娩介助	精神的支援と指導	精神的支援
	○	○		13000225	分娩介助	精神的支援と指導	体位の調整
	○	○		13000226	分娩介助	精神的支援と指導	呼吸法
	○	○		13000227	分娩介助	精神的支援と指導	マッサージ
	○	○		13000228	分娩介助	精神的支援と指導	分娩経過の提示
	○	○		13000649	産褥ケア	子宮復古の促進	
	○	○		13000247	産褥ケア	子宮復古の促進	外陰部消毒
	○	○		13000248	産褥ケア	子宮復古の促進	輪状マッサージ
	○			13000653	新生児ケア	清潔	
	○			13000256	新生児ケア	清潔	沐浴
	○			13000257	新生児ケア	清潔	清拭
	○			13000258	新生児ケア	清潔	洗髪
	○			13000259	新生児ケア	清潔	臀浴
	○			13000654	新生児ケア	移動	
	○			13000260	新生児ケア	移動	コット移動
	○			13000261	新生児ケア	移動	包布・抱っこ
	○			13000655	新生児ケア	排泄	
	○			13000262	新生児ケア	排泄	オムツ交換
	○			13000263	新生児ケア	排泄	肛門刺激
	○			13000656	新生児ケア	栄養	
	○			13000264	新生児ケア	栄養	授乳
	○			13000265	新生児ケア	栄養	排気
	○			13000657	新生児ケア	安楽	
	○			13000266	新生児ケア	安楽	環境調整
	○			13000267	新生児ケア	安楽	体位の調整

7. 在宅ケア

7.1 がん末期（退院直後から）

(1) 基本ケア

第1階層グループ名称	第2階層グループ名称	第3階層（記載例）行為名称	第4階層（記載例）修飾語	行為名称管理番号	在宅患者の尊厳を保持するためのケア	社会参加するためのケア	いずれ残される家族のための安寧のケア
日常生活ケア	清潔ケア	入浴		12000635	○	○	
		入浴　部分介助		12000002	○	○	
		入浴　全介助(訪問入浴)		12001134	○	○	
		シャワー浴		12000636	○	○	
		入浴　全介助(簡易浴槽)		12001135	○	○	
		手浴		12000010	○	○	
		足浴		12000011	○	○	
		清拭		12000637	○	○	
		洗髪　ドライシャンプー		12001514	○	○	
		洗髪		12000012	○	○	
		陰部洗浄		12000018	○	○	
		坐浴		12000019	○	○	
		舌苔除去		12000025	○	○	
		歯磨き介助		12000021	○	○	
		歯磨き介助(吸引機使用)		12000024	○	○	
		口腔清拭		12000020	○	○	
		義歯洗浄		12000022	○	○	
		義眼洗浄		12001714	○	○	
		洗面		12000013	○	○	
		含漱		12000023	○	○	
		清拭　全身		12000014	○	○	
		粘膜ケア		12000638	○	○	
		皮膚ケア		12000031	○	○	
	整容・更衣ケア	更衣		12000643	○	○	
		更衣　全介助		12000048	○	○	
		更衣　部分介助		12000049	○	○	
		髭剃り		12000639	○	○	
		爪切り		12000640	○	○	
		化粧		12000641	○	○	
		整髪		12000642	○	○	
		義歯装着		12001719	○	○	
		義眼装着		12001722	○	○	
		義手装着		12001725	○	○	
		義足装着		12001728	○	○	
		頸椎装具装着		12001731	○	○	
		上肢装具装着		12001734	○	○	
		体幹装具装着		12001737	○	○	
		下肢装具装着		12001740	○	○	
	栄養・食事ケア	経管栄養		12000644			
		誤嚥防止		12000055			
		食事介助(ハイリスク)		12000056	○	○	
		食事介助(ロウリスク)		12000060	○	○	
	排泄ケア	ポータブルトイレ排泄介助		12000647	○	○	
		尿便器排泄介助		12000648	○	○	
		安楽尿器排泄介助		12001142	○	○	
		トイレでの排泄介助		12000649	○	○	
		腸管運動促進		12000650	○	○	
		薬理的排便調整(医師の指示による)		12000651	○	○	
		非薬理的排便調整		12000652	○	○	

第1階層グループ名称	第2階層グループ名称	第3階層(記載例)行為名称	第4階層(記載例)修飾語	行為名称管理番号	在宅患者の尊厳を保持するためのケア	社会参加するためのケア	いずれ残される家族のための安寧のケア
日常生活ケア(つづき)		排気		12000080	○	○	
		尿意誘発		12000081	○	○	
		導尿		12000082	○	○	
		自己導尿の支援		12000653	○	○	
		尿管留置		12000654	○	○	
		コンドーム型採尿器装着		12000655	○	○	
		自動採尿機装着		12001145	○	○	
		オムツ交換		12000087	○	○	
		パット交換		12000088	○	○	
		蓄尿の指導と管理		12000089	○	○	
		トイレ誘導		12000090	○	○	
	起居動作支援	体位の変換		12001390	○	○	
		座位保持介助		12001395	○	○	
		起き上がり介助		12001400	○	○	
	移動ケア	移乗		12000656	○	○	
		移乗介助		12001405	○	○	
		移乗介助(ストレッチャー)		12001410	○	○	
		移乗介助(椅子)		12001415	○	○	
		移乗介助(車椅子)		12001420	○	○	
		移乗介助(トイレ)		12001425	○	○	
		移乗介助(ポータブルトイレ)		12001430	○	○	
		移乗(機器)		12001146	○	○	
		移乗介助(機器)		12001439	○	○	
		移動介助		12000657	○	○	
		移動介助(機器)		12001150	○	○	
		移送		12000658	○	○	
		歩行介助		12000660	○	○	
		歩行介助(杖)		12000661	○	○	
		歩行介助(歩行器)		12000662	○	○	
	安全ケア	転倒防止ケア		12000116	○	○	○
		転落防止ケア		12000663	○	○	○
		自傷行為の防止ケア		12000665	○	○	○
		自殺防止ケア		12000667	○	○	○
		自己抜去防止ケア		12000128	○	○	○
		徘徊時ケア		12000131	○	○	○
		虐待防止ケア		12000132	○	○	○
	睡眠ケア	入眠を促す援助		12000669	○	○	
		睡眠パターンの調整		12000670	○	○	
	苦痛の予防・軽減ケア	疼痛緩和		12000671	○	○	○
		掻痒緩和		12000675	○	○	○
		高体温の改善		12000676	○	○	○
		低体温の改善		12000677	○	○	○
		末梢冷感の改善		12001699	○	○	○
		用手還納		12000678	○	○	
		その他の苦痛の予防・軽減		12000679	○	○	○
	呼吸ケア	気道の加湿		12000681	○	○	
		気道の加湿(薬剤)		12000682	○	○	
		排痰		12000171	○	○	
		経鼻吸引		12000172	○	○	
		経口吸引		12000173	○	○	
		気管内吸引		12000174	○	○	
		気管カニューレ管理		12000175	○	○	
		気管カニューレの閉鎖訓練		12000683	○	○	
		肺理学療法		12000176	○	○	
		喘息時のケア		12000177	○	○	
		酸素吸入		12000684	○	○	
		過換気時のケア		12000181	○	○	

第1階層グループ名称	第2階層グループ名称	第3階層(記載例)行為名称	第4階層(記載例)修飾語	行為名称管理番号	在宅患者の尊厳を保持するためのケア	社会参加するためのケア	いずれ残される家族のための安寧のケア
日常生活ケア(つづき)	循環ケア	血栓の予防		12000685	○	○	
		浮腫の予防		12000686	○	○	
	室内環境調整ケア	ベッドメイキング(患者臥床時)		12000688	○	○	
		在宅室内環境調整		12001704	○	○	
	意思疎通ケア			12000689	○	○	○
	心理的ケア	悩みや思いを聞く		12000219	○	○	○
		安心感を与える声かけ		12000220	○	○	○
		コーピング強化		12000221	○	○	○
		カウンセリング		12000222	○	○	○
		タッチング		12000223	○	○	○
		患者・看護師間の信頼関係形成ケア		12000224	○	○	
		関係調整的なケア		12000225	○	○	○
		マッサージケア		12000226	○	○	
		傍にいる		12000227	○	○	○
		話し合い		12000228	○	○	○
		トラブルへの対応		12000229	○	○	○
	リフレッシュケア	散歩の支援		12000231	○	○	
		レクリエーションの支援		12000232	○	○	
家族支援	家族への相談・助言	療養状況に関する情報収集		12000695		○	○
		療養状況に関する情報提供		12000696		○	○
		療養方法に関する情報提供		12000697		○	○
	家族の意思決定支援	家族の問題の明確化		12000246		○	○
		家族の意向確認		12000247		○	○
		家族の意思表明支援		12000248		○	○
	家族との調整	家族員間調整		12000249		○	○
		家族員―患者間調整		12000250		○	○
		家族員―医療者間調整		12000251		○	○
		家族員―地域支援者間調整		12000252		○	○
		家族員―地域ケアチーム間調整		12000253		○	○
	家族の健康管理	家族の健康状態確認		12000254		○	○
指導・教育	医療的手技・処置の指導(在宅療養指導を含む)	疾患・症状に対する指導		12000257	○	○	○
		疼痛時の対処の指導		12000258	○	○	○
		フットケアの指導		12000263	○	○	○
		排泄関連の指導		12000709	○	○	○
		バイタル自己管理の指導		12000723	○	○	○
		食事指導		12000726	○	○	○
		保清指導		12000727	○	○	○
		皮膚ケアの指導		12000283	○	○	○
		爪のケアの指導		12000728	○	○	○
		ストーマ管理の指導		12000729	○	○	○
		在宅自己導尿の指導		12000735	○	○	○
		呼吸管理の指導		12000736	○	○	○
		糖尿病管理の指導		12000746	○	○	○
		在宅胃瘻管理の指導		12001216	○	○	○
		在宅腸瘻管理の指導		12001227	○	○	○
		在宅経鼻経管栄養管理の指導		12001239	○	○	○
		在宅経口経管栄養管理の指導		12001251	○	○	○
		在宅食道瘻管理の指導		12001263	○	○	○
		透析管理の指導		12000758	○	○	○

7.1 がん末期(退院直後から)

第1階層グループ名称	第2階層グループ名称	第3階層(記載例)行為名称	第4階層(記載例)修飾語	行為名称管理番号	在宅患者の尊厳を保持するためのケア	社会参加するためのケア	いずれ残される家族のための安寧のケア
指導・教育(つづき)		在宅酸素療法教育プログラム		12000309	○	○	○
		在宅人工呼吸療法教育プログラム		12000310	○	○	○
		在宅腹膜灌流の指導		12000311	○	○	○
		在宅中心静脈管理教育方法の指導		12000312	○	○	○
		在宅輸液管理教育の指導		12000801	○	○	○
		在宅持続皮下注射管理の指導		12001270	○	○	○
		在宅硬膜外麻酔教育の指導		12000807	○	○	○
		在宅自己注射の指導		12000317	○	○	○
		在宅自己吸入療法の指導		12001279	○	○	○
		在宅癌化学療法の指導		12000318	○	○	○
		在宅経管栄養の指導		12000319	○	○	○
		在宅気管カニューレ管理の指導		12001285	○	○	○
		在宅膀胱留置カテーテル管理の指導		12001296	○	○	○
		在宅尿道留置カテーテル管理の指導		12001472	○	○	○
		人工肛門管理法の指導		12000322	○	○	○
		在宅腎瘻管理の指導		12001309	○	○	○
		在宅膀胱瘻管理の指導		12001322	○	○	○
		在宅癌末期疼痛管理の指導		12001338	○	○	○
		在宅褥瘡管理方法の指導		12001353	○	○	○
		褥瘡予防方法の指導		12000832	○	○	○
	オリエンテーション	その他の検査オリエンテーション		12000334	○	○	○
		化学療法オリエンテーション		12000335	○	○	○
		その他の治療オリエンテーション		12000337	○	○	○
		ケアオリエンテーション		12000339	○	○	○
	生活に適した薬の服用の教育・プランニング	薬を処方通り正確に服用できるようにセットする支援		12000341	○	○	
		生活に適応した服用のプランニング		12000342	○	○	
		薬の必要性に関する教育		12000343	○	○	
		薬の効用に関する指導		12000344	○	○	
		薬の副作用出現時の指導		12000345	○	○	
		薬の自己管理(量・服用時間)		12000346	○	○	
		自分で行う薬の調節(量・服用時間)に関する指導		12000347	○	○	
		薬の服用拒否時の対応		12000348	○	○	
		薬の飲み忘れの防止対策		12000349	○	○	
		薬の服用について家族へ協力要請		12000350	○	○	
	ADLの自立支援			12000353	○	○	
	生活指導	日常生活技能の査定		12000365	○	○	○
		生活リズムの指導		12000367	○	○	○

第1階層グループ名称	第2階層グループ名称	第3階層（記載例）行為名称	第4階層（記載例）修飾語	行為名称管理番号	在宅患者の尊厳を保持するためのケア	社会参加するためのケア	いずれ残される家族のための安寧のケア
指導・教育（つづき）		家事の指導		12000369	○	○	○
		金銭管理の指導		12000370	○	○	○
		買い物の指導		12000371	○	○	○
		症状悪化時の対処法の指導		12000373	○	○	○
		予測される事故を回避する方法の指導		12000901	○	○	○
組織間調整	患者のニーズに配慮したスケジュール調整	スケジュール情報の提供		12000374	○	○	○
		スケジュールの調整		12000375	○	○	○
		外出の調整		12000904	○	○	○
	治療・検査に関係する意思決定支援	治療に関係する情報提供状況の確認		12000376	○	○	○
		理解・納得状況の確認		12000377	○	○	○
		患者が希望する治療関係の調整		12000380	○	○	○
	他職種からのケア・指導を受けるための調整	医師へのコンサルテーション依頼		12000906	○	○	○
		薬剤師へのコンサルテーション依頼		12000913	○	○	○
	社会保障制度の利用	その他社会保障支援		12000383	○	○	○
機器などの装着に伴うケア	ME機器	ME機器フィルター交換		12000395			
		ME機器作動状態の確認		12000396	○		
	その他の医療機器・医療用物品	挿入時管理		12000920			
		留置時管理		12000923			
		交換時管理		12000926			
		抜去時管理		12000929			
		装着中のケア		12000932			
死者および遺族へのケア	死者の尊厳ケア	死者の保清と整容		12000611	○		○
	遺族ケア	死者の尊厳ケアへの参画を促す		12000612			○
		家族の時間を保証するケア		12000613			○
		罪責感の軽減ケア		12000614			○
		グリーフケア		12001365			○
		死亡時の手続き支援		12000616			○
その他	必要とするケアの査定			12000949	○	○	○

(2) 在宅ケア

第1階層グループ名称	第2階層グループ名称	第3階層（記載例）行為名称	第4階層（記載例）修飾語	行為名称管理番号	在宅患者の尊厳を保持するためのケア	社会参加するためのケア	いずれ残される家族のための安寧のケア
医療依存度が高い在宅ケア	在宅医療処置管理	在宅自己注射管理		13000500	○	○	
			在宅自己注射管理 インシュリン自己注射	13000824	○	○	
		在宅自己血糖管理	在宅自己血糖管理 自己血糖測定	13000826	○	○	
		在宅酸素療法管理	在宅酸素療法管理 酸素ボンベの取り扱い	13000828	○	○	
			在宅酸素療法管理 液体酸素の取り扱い	13000829	○	○	
		在宅中心静脈栄養法管理	在宅中心静脈栄養法管理 埋め込み式ポート法	13000830	○	○	

第1階層グループ名称	第2階層グループ名称	第3階層(記載例)行為名称	第4階層(記載例)修飾語	行為名称管理番号	在宅患者の尊厳を保持するためのケア	社会参加するためのケア	いずれ残される家族のための安寧のケア
医療依存度が高い在宅ケア(つづき)			在宅中心静脈栄養法管理 体外式カテーテル法	13000831	○	○	
		在宅自己腹膜灌流管理	在宅自己腹膜灌流管理 自動腹膜灌流装置	13000832	○	○	
			在宅自己腹膜灌流管理 自然排泄法	13000833	○	○	
		在宅経管栄養法管理	在宅経管栄養法管理 経鼻	13000504	○	○	
			在宅経管栄養法管理 胃瘻	13000834	○	○	
			在宅経管栄養法管理 経口	13000835	○	○	
			在宅経管栄養法管理 食道瘻	13000836	○	○	
			在宅経管栄養法管理 経管栄養剤固形化法の指導	13000838	○	○	
		在宅人工肛門管理	在宅人工肛門管理	13000506	○	○	
		在宅人工膀胱管理	在宅人工膀胱管理	13000507	○	○	
		在宅膀胱留置カテーテル管理	在宅膀胱留置カテーテル管理	13000508	○	○	
		在宅人工呼吸療法管理	在宅人工呼吸療法管理 侵襲的人工呼吸療法	13000509	○	○	
			在宅人工呼吸療法管理 非侵襲的人工呼吸療法	13000510	○	○	
		在宅腎瘻管理	在宅腎瘻管理	13000511	○	○	
		在宅自己導尿管理	在宅自己導尿管理	13000512	○	○	
		在宅気管カニューレ管理	在宅気管カニューレ管理	13000513	○	○	
		在宅褥瘡管理	在宅褥瘡管理	13000514	○	○	
		在宅創処置管理	在宅創処置管理	13000839	○	○	
		在宅癌疼痛管理	在宅癌疼痛管理	13000515	○	○	
		在宅癌化学療法管理	在宅癌化学療法管理	13000516	○	○	
		在宅ターミナル患者管理	在宅ターミナル患者管理	13000517	○	○	
		在宅における死亡時看護	在宅における死亡時看護 緊急時連絡対応	13000840			○
			在宅における死亡時看護 主治医への連絡	13000841			○
			在宅における死亡時看護 死亡確認	13000842			○
	在宅社会参加支援	外出時の必要物品の準備	外出時の必要物品の準備	13000519		○	
		社会資源の利用	社会資源の利用	13000520		○	
		家族会の紹介	家族会の紹介	13000521		○	
		自助活動の紹介	自助活動の紹介	13000522		○	
		介護タクシー・移動車の手配	介護タクシー・移動車の手配	13000523		○	
		簡易医療機器の準備	簡易医療機器の準備	13000524		○	
		異常の監視	異常の監視	13000525		○	
		関係機関との連絡調整	関係機関との連絡調整	13000527		○	
		関係機関の準備状況の把握	関係機関の準備状況の把握	13000528		○	
		付き添い人・支援者の手配	付き添い人・支援者の手配	13000529		○	

第1階層グループ名称	第2階層グループ名称	第3階層（記載例）行為名称	第4階層（記載例）修飾語	行為名称管理番号	在宅患者の尊厳を保持するためのケア	社会参加するためのケア	いずれ残される家族のための安寧のケア
医療依存度が高い在宅ケア（つづき）	家族不在時の訪問看護		金銭トラブルの防止に対する調整	13000843	○		○
			家族不在中の緊急時体制の確立支援	13000844	○		○
	外出時同行看護		家族不在時の同行	13000845	○	○	○
			医療依存度の高い療養者の同行	13000846	○	○	○
	長時間訪問看護		医療依存度の高い長時間訪問看護	13000847	○		○
			医療依存度の高い長時間訪問看護　長時間滞在訪問看護	13000848	○		○
			ターミナル時における長時間訪問看護	13000849	○		○
			長時間訪問看護時の緊急時支援体制の整備	13000851	○		○
	医療安全重視型訪問看護		複数の訪問看護師による共同訪問	13000852	○	○	○
			医師と訪問看護師による共同訪問	13000853	○	○	○
			他職種と訪問看護師による共同訪問	13000854	○	○	○
	医師の指示の下で行なう医療処置		内服薬・外用薬の調整	13000533	○	○	
			内服薬・外用薬の与薬実施	13000534	○	○	
			注射・輸液の調整	13000535	○	○	
			注射・輸液の実施	13000536	○	○	
			処置・検査の調整	13000537	○	○	
			処置・検査の実施	13000538	○	○	
			簡易処置・検査の実施	13000539	○	○	
在宅療養体制確立支援	在宅支援チーム形成・維持	利用可能な制度の選択		13000540	○	○	○
		社会資源の紹介		13000731	○	○	○
		サービス担当者会議開催と参加		13000877	○	○	○
		サービス提供組織間の電話連絡		13000734	○	○	○
		サービス提供組織間の文書連絡		13000736	○	○	○
		他職種への技術伝達		13000738	○	○	○
		連携のための協働作業		13000903	○	○	○
	療養必要物物品整備	住宅改修支援		13000904	○	○	○
		医療機器の整備		13000741	○	○	○
		衛生材料の手配(医療機関提供以外)		13000912	○	○	○
	在宅看護契約	医師との契約		13000745	○	○	○
		利用者との契約内容の提示		13000919	○	○	○
		契約手続(在宅型訪問看護)		13000923	○	○	○
		契約手続(居住系施設型訪問看護)		13000927	○	○	○
		契約手続(他の在宅サービス)		13000931	○	○	○
	在宅受診支援	診療体制の確立支援		13000748	○	○	○
		訪問診療を実現するための支援		13000959	○	○	
		診療所診療を実現するための支援		13000962	○	○	
		通院に対する支援		13000750	○	○	
		往診に対する支援		13000751	○	○	

第1階層 グループ 名称	第2階層 グループ 名称	第3階層 (記載例) 行為名称	第4階層 (記載例) 修飾語	行為名称 管理番号	在宅患者の尊 厳を保持する ためのケア	社会参加する ためのケア	いずれ残され る家族のため の安寧のケア
在宅療養体 制確立支援 (つづき)		在宅歯科受診の支援		13000752	○	○	
安全・安心 を確保する ための支援	災害時の対 応および準 備支援		災害MAPへの登録	13000946	○	○	○
			災害マニュアルの提供	13000947	○	○	○
			医療機器に対する安全確保と点検	13000948	○	○	○
			安否状況伝達のための教育・指導	13000949	○	○	○
	災害時の支援			13000950	○	○	○
	日常的な安心の保証		電話による状態管理	13000954	○	○	○
			24時間連絡体制の整備	13000955	○	○	○
			24時間対応体制(緊急時訪問看護)の整備	13000956	○	○	○
			在宅療養支援診療所との連携	13000957	○	○	○

IT化時代の臨床看護
看護思考プロセスナビゲーター　　　　　　　定価：本体 2,000 円（税別）

2011 年 8 月 30 日　　第 1 版第 1 刷発行

監 修 者　水流聡子・渡邊千登世
発 行 者　田中　正躬
発 行 所　財団法人 日本規格協会
　　　　　〒107-8440　東京都港区赤坂 4 丁目 1-24
　　　　　　　　　　　http://www.jsa.or.jp/
　　　　　　　　　　　振替　00160-2-195146
印 刷 所　日本ハイコム株式会社
製　　作　有限会社カイ編集舎

© Satoko Tsuru, Chitose Watanabe, et al., 2011　　Printed in Japan
ISBN978-4-542-30539-7

```
当会発行図書，海外規格のお求めは，下記をご利用ください．
　　出版サービス第一課：(03)3583-8002
　　書店販売：(03)3583-8041　　注文 FAX：(03)3583-0462
　　JSA Web Store：http://www.webstore.jsa.or.jp/
編集に関するお問合せは，下記をご利用ください．
　　編集第一課：(03)3583-8007　　FAX：(03)3582-3372
●本書及び当会発行図書に関するご感想・ご意見・ご要望等を，
　氏名・年齢・住所・連絡先を明記の上，下記へお寄せください．
　　　e-mail：dokusya@jsa.or.jp　　FAX：(03)3582-3372
　　（個人情報の取り扱いについては，当会の個人情報保護方針によります．）
```

―― <好評既刊> ――

医療の質安全保証を実現する
患者状態適応型パス

飯塚悦功・棟近雅彦・水流聡子　監修／患者状態適応型パスシステム研究会　編

● 事例集 2005 年版

B5 判・256 ページ　定価 3,150 円（本体 3,000 円）

・2005 年版では，PCAPS（患者状態適応型パスシステム）とは何かを詳解．患者状態適応型パス（初期モデル案）の事例を提示．

● 事例集 2006 年版

B5 判・184 ページ　定価 2,940 円（本体 2,800 円）

・2006 年版では，PCAPS 標準コンテンツの電子化と電子カルテシステムへの実装を強く意識し，患者状態適応型パス統合化システム（PCAPS-Builder, PCAPS-Administrator, PCAPS-Analyzer）を提案・解説．10 領域・27 件の事例と 2005 年度検証調査結果も．

● 事例集 2007 年版

B5 判・208 ページ　定価 3,045 円（本体 2,900 円）

・2007 年版では，「臨床知識を組織知とするための PCAPS」という視点で，PCAPS を考察．臨床プロセスを可視化・構造化・標準化し，さらに電子化するうえで，重要な意味をもつ PCAPS マスターにも言及．12 領域・20 件の事例と 2006 年度検証調査結果も．

● 電子コンテンツ 2008 年版

B5 判・262 ページ　定価 4,515 円（本体 4,300 円）

・"電子コンテンツ"を意識した事例集であることを強調（書名を変更）．電子的に実装可能なレベルに至ったコンテンツを含め 13 領域・17 件の事例を掲載．2007 年度検証調査結果も（協力病院の実名を初公開！）．

上記の書籍体系から，より実用的で質保証に効果的な体系に再構成！

―― <好評既刊> ――

医療の質安全保証に向けた臨床知識の構造化シリーズ
患者状態適応型パス

飯塚悦功・水流聡子・棟近雅彦　監修／PCAPS 研究会　編

● (1) 電子カルテおよび病院情報システム搭載版電子コンテンツ

B5 判・254 ページ　定価 5,670 円（本体 5,400 円）

・厚生科研"がんの質評価指標開発"の成果として，がんコンテンツ（手術・薬物療法・疼痛マネジメント）や川崎病，小児心疾患などの 17 領域・約 30 件のパスを掲載．

● (2) 臨床知識の精緻化・一般化・実装

B5 判・228 ページ　定価 5,670 円（本体 5,400 円）

・より実践的に，周産期医療，リンパ浮腫，小児感染症，熱中症などを初掲載．初の"診療構造図"で実践適用範囲がより拡大．

JSA 日本規格協会　http://www.webstore.jsa.or.jp/

図書のご案内

シリーズ 医療安全確保の考え方と手法 ❶
RCAの基礎知識と活用事例
[演習問題付き]
[第2版]

財団法人東京都医療保健協会 練馬総合病院
飯田修平・柳川達生 共著
B5判：136ページ
定価 1,680円（本体 1,600円）

シリーズ 医療安全確保の考え方と手法 ❷
FMEAの基礎知識と活用事例
[演習問題付き]
[第2版]

財団法人東京都医療保健協会 練馬総合病院
飯田修平 編著／柳川達生・金内幸子 共著
B5判：134ページ
定価 1,680円（本体 1,600円）

[新版]
医療安全管理者必携
医療安全管理テキスト

飯田修平 編
B5判：264ページ
定価 2,940円（本体 2,800円）

★2006年度 日経品質管理文献賞★受賞
医療の質用語事典

飯田修平・飯塚悦功・棟近雅彦 監修
B6判：360ページ
定価 3,150円（本体 3,000円）

医療と福祉の品質マネジメントシステム
医療と福祉分野で働く職員のためのコミック本

Thomas Starke 著
上原鳴夫 監訳
A5判：52ページ
定価 1,260円（本体 1,200円）

医療の質マネジメントシステム
医療機関におけるISO 9001の活用

上原鳴夫・黒田幸清・飯塚悦功・棟近雅彦・
小柳津正彦 著
A5判：338ページ
定価 2,730円（本体 2,600円）

医療の質マネジメントシステム
医療機関必携
質向上につながるISO導入ガイド

飯塚悦功・棟近雅彦・上原鳴夫 監修
A5判：366ページ
定価 3,045円（本体 2,900円）

JSQC選書 12
医療安全への
ヒューマンファクターズアプローチ
人間中心の医療システムの構築に向けて

（社）日本品質管理学会 監修
河野龍太郎 著
四六判：152ページ
定価 1,575円（本体 1,500円）

JSQC選書 11
人に起因するトラブル・事故の未然防止とRCA
未然防止の視点からマネジメントを見直す

（社）日本品質管理学会 監修
中條武志 著
四六判：152ページ
定価 1,575円（本体 1,500円）

臨床検査室のための
ISO 15189:2007
要求事項・用語の解説と認定事例

ISO/TC 212国内検討委員会委員長 河合 忠 監修
A5判：248ページ
定価 2,940円（本体 2,800円）

JSA 日本規格協会 http://www.webstore.jsa.or.jp/